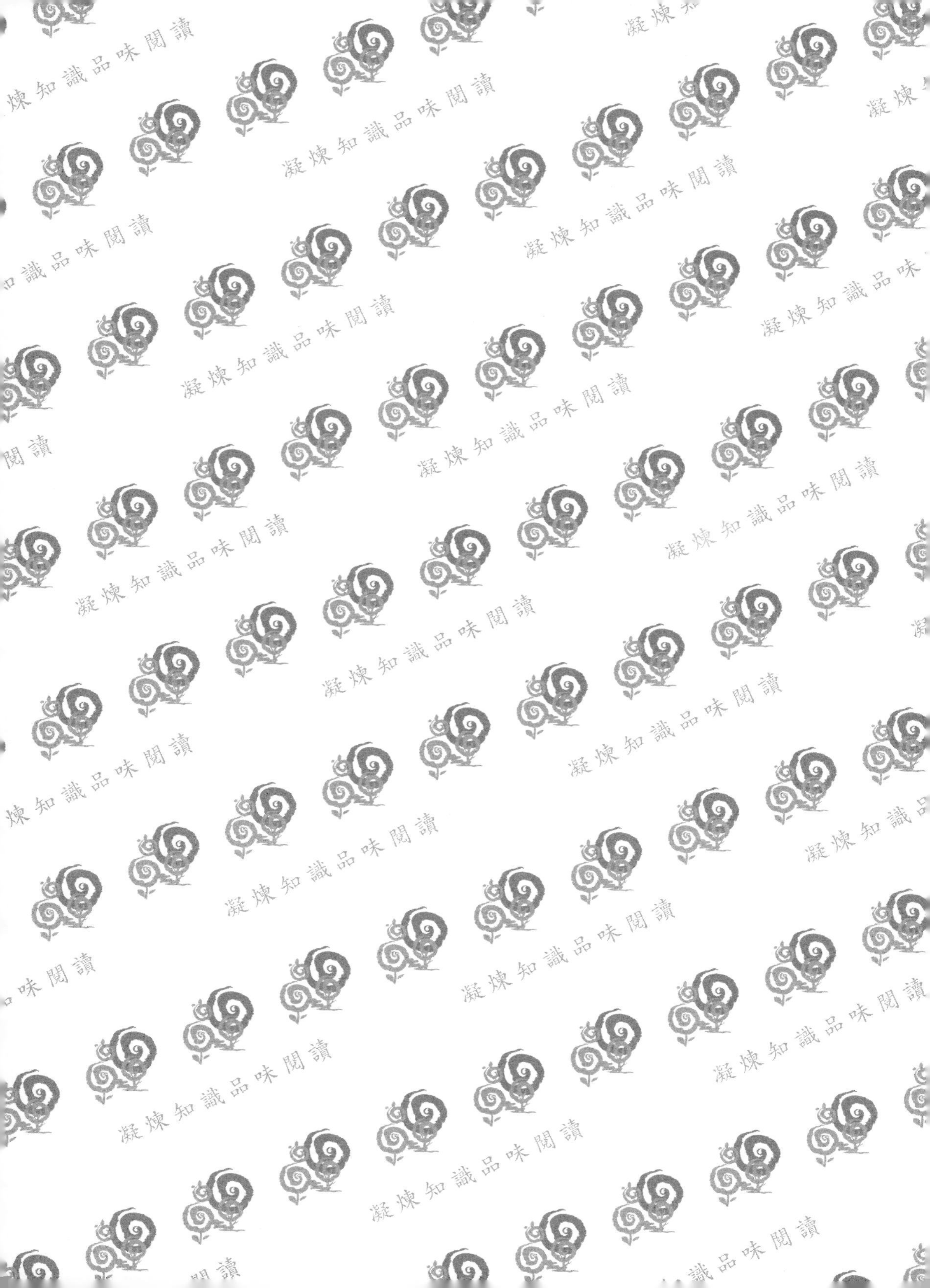

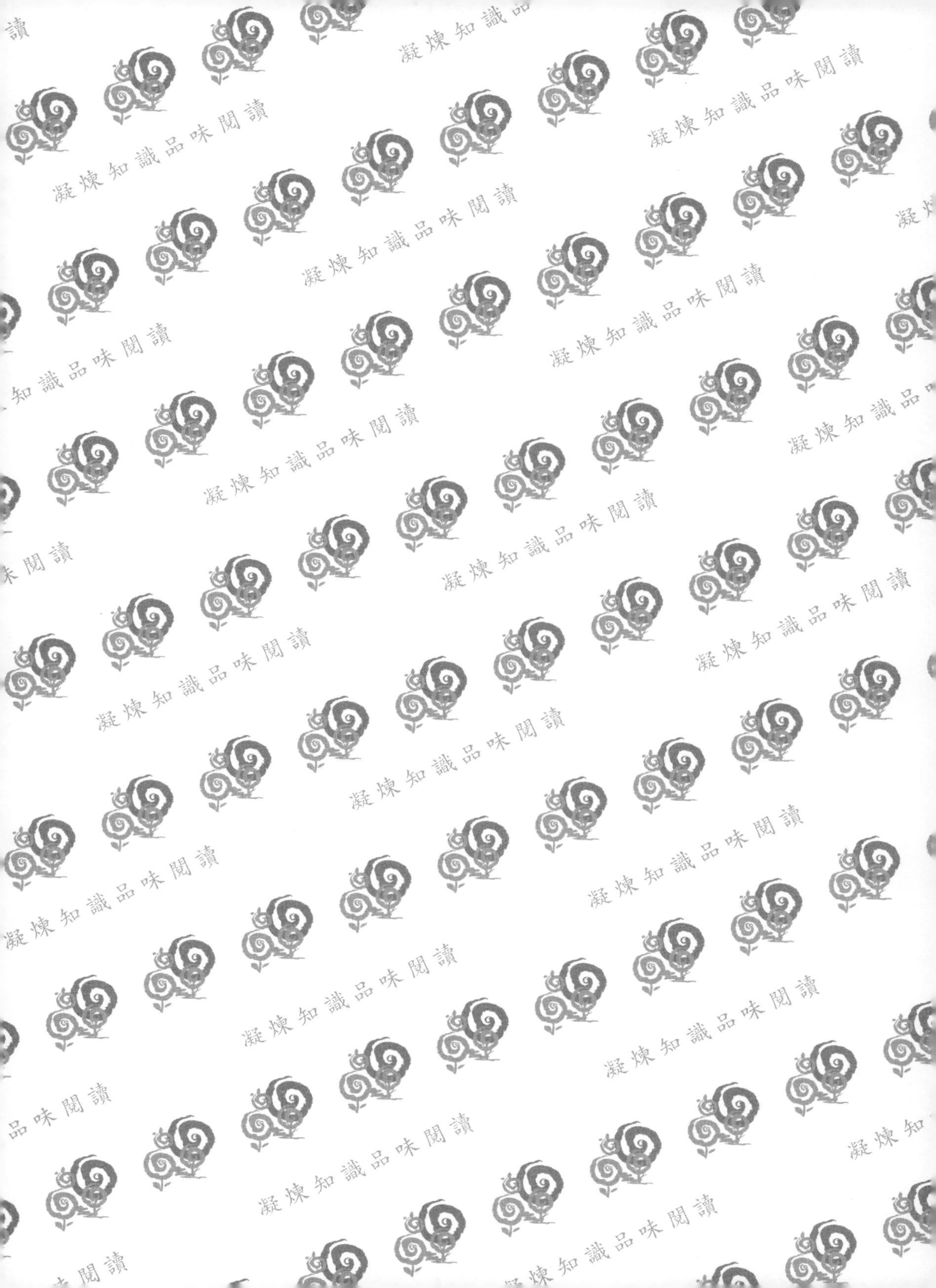

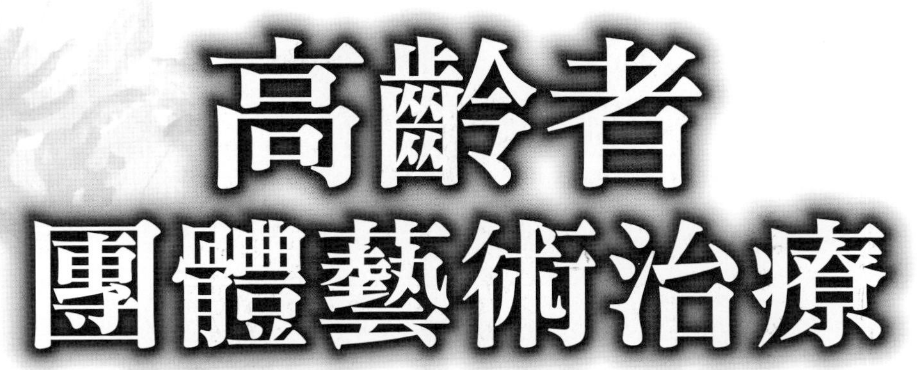

高齡者團體藝術治療

失智症的介入與預防活動手冊

林端容 著

五南圖書出版公司 印行

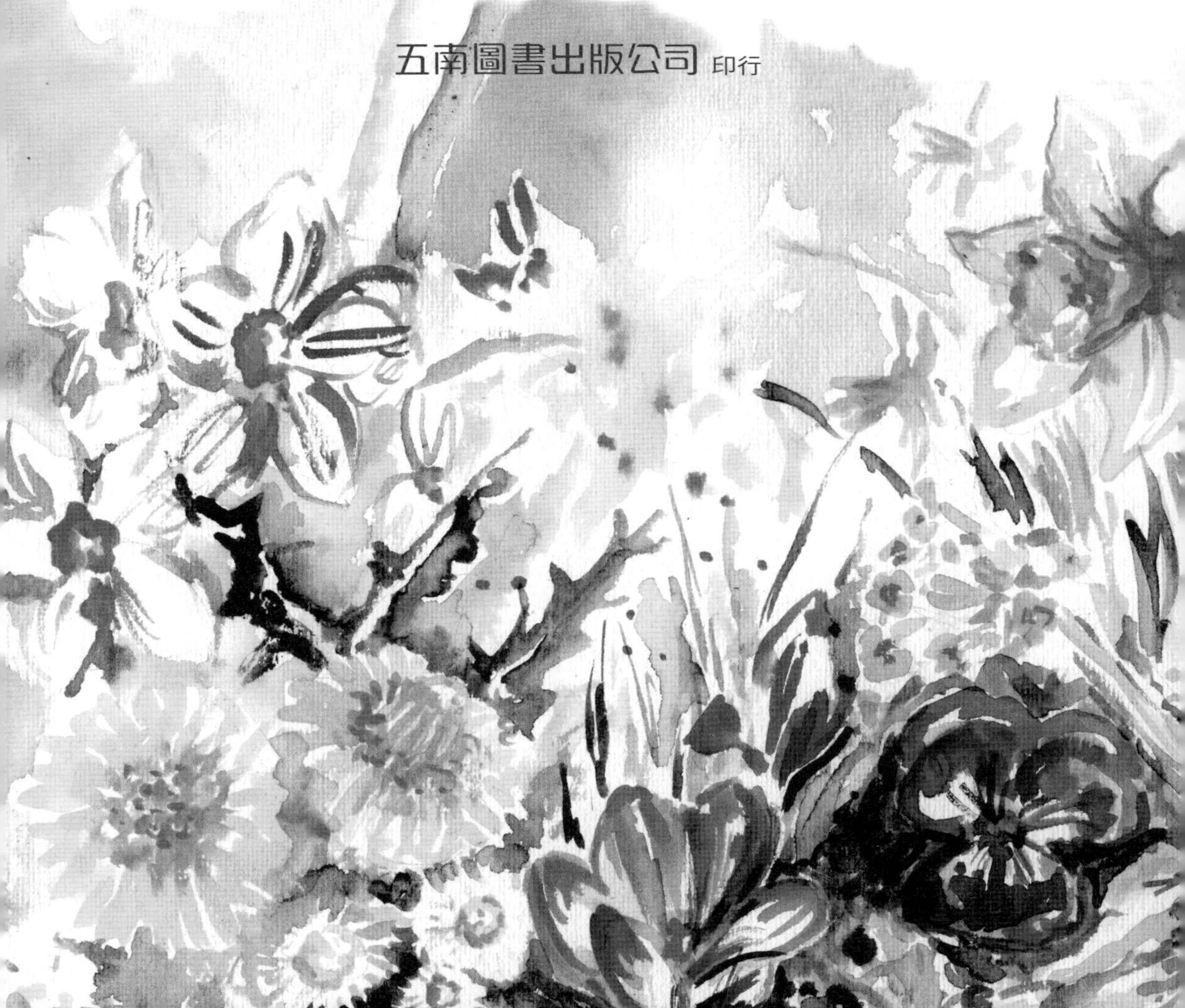

要孝敬父母，使你得福，在世長壽·這是
第一條帶應許的誡命。

《聖經·以弗所書》6：2

心中有夢 夢因愛 而實現

獻給最愛的伯伯婆婆們

讓我有機會實踐

愛

感謝

本書的誕生要感謝護理之家所有的同仁和伯伯婆婆的支持與愛護，協助筆者順利完成本書，以分享在藝術治療中所獲得的經驗與成長。

若非伯伯婆婆和同仁們給我的機會，
就沒有這本書的存在。

如今常存的有信、有望、有愛、這三樣，

其中最大的是愛。

《聖經・歌林多前書》13：13

重燃生命的喜悅與盼望

林端容老師爲人和善，熱心公益，懷抱理想與熱忱，老師於民國103年11月1日起志願至本機構爲長輩進行藝術治療，本機構長輩在參與藝術治療後，原本逐漸退化、退縮、封閉的婆婆，心情變得開朗、愉悅，對生命重新燃起希望，臉上開始有笑容、願意接觸人群，對生命重新有了動力和希望，且積極接受復健治療。另一對失智長輩（夫妻）透過藝術治療，失智的伯伯情緒逐漸穩定，彼此互相扶持、關愛，互動更加緊密，更讓我感動的是，原來不太關心周遭環境變化的婆婆、伯伯們，經由藝術治療也能主動彼此關懷寒喧，藝術治療確實給機構長輩很大的幫助，除了舒緩失智症的症狀，更能增進人際與溝通的能力，著實正向影響他們的生命，除感謝林端容老師無私地爲本機構貢獻她的專業，期望老師的專業能在長照機構生根發芽，並藉由教導更多對藝術治療有興趣的學子，爲臺灣藝術治療增添新面貌，讓機構長輩生活更添意義。

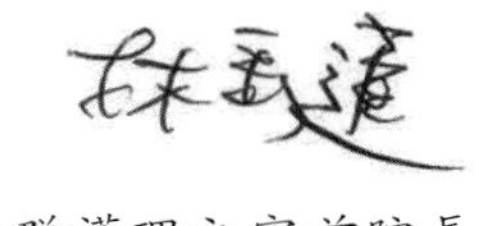

惠群護理之家前院長

專業愛之船：自我存在的認同

在長照機構服務也快十年的時間了，對藝術治療是很陌生的，並不清楚這對長輩們能有哪些幫助，直到端容老師來幫長輩們開始做藝術治療後，開始有了實際的認識，並感受到藝術治療是治療師對長輩們的關懷與付出，都是出自無私的愛，因爲她不會爲了要快點看到效果而強迫個案參加或一定要跟著大家如何活動。

老師總是讓所有的長輩在自在中活動，隨時都以如何對長輩是最好的出發點做考量，在看似輕鬆的簡單活動中，讓大家解放壓力並找出各自的需求點，所以長輩們能從藝術治療裡獲得自我解放的快樂和自我存在的認同，這眞的是需要有很大的愛心與專業才能夠做到的；畢竟有時在機構的長輩大都有些肢體或認知上的障礙，對人生的態度也較消極一些，所以要幫這些長輩們做藝術治療的難度是比一般人還高出很多。

經過這段時間所看到長輩們的笑容，與大家聽到要上課就會露出微笑的樣子，讓我深深感受到裝滿眞心之愛的專業藝術治療，希望大家也能有機會跟我一樣感受到這看似平凡的專業愛之船，讓這艘船能搭載更多正在消失中的笑容與希望。

劉桂芳

惠群護理之家院長

點燃生命愛火

端容老師與我們的相遇是戲劇化的，一位氣質脫俗的女子站在我們的面前，表達希望成爲機構藝術治療志工，心中還曾有那麼一點不可置信，天上怎麼可能掉下禮物？這女子所爲何來？爲一探究竟而與端容老師進一步了解，不到兩分鐘的時間我已爲自己的懷疑感到羞愧，老師的正念、愛的能量我已然感受。機構住民從未接觸過這類專業治療，這又是我的擔心，不知道接受度如何……，端容老師的從容，讓我警覺到自己似乎想得太多，不要複雜化原本單純的一件事，嗯，我當場就從老師的身上受益了！

期間端容老師透過工作坊，讓參與治療的住民整理自身的生命經驗、感受尊重及被愛、鼓勵他們勇於表達；而老師的敏於察覺、用心回應並時時關心，也讓我印象深刻，這段治療的成功是因爲端容老師的人而非其所用的理論或技術。書中提到一位長期憂鬱的婆婆在機構居住有十三年之久，失能約一年半左右，失能後話少了，開口則提及想死了算了類似的對話，婆婆經歷端容老師的藝術治療課程以後，將想要「突破」的動機由抽象畫轉化成具體作爲，有一次她說：「請護理長幫我，我想要站起來走路。」還有一次她又說：「我的手抖得太明顯，幫我跟醫師說一下，我希望正常一點。」我因爲親自經驗這些感動，也成爲藝術治療的崇拜者。

端容老師在本書中將藝術治療的操作流程做詳盡說明，本書亦可成爲相關從業人員之參考書籍。機構的住民正在經歷他們人生最後的階段，我們能多做什麼可眞正滿足到他們的需要，這是長照從業人員不斷要思考的課題，而端容老師正在實踐，誠如她書中所提「心中有夢 夢因愛 而實現」。

莊依貞

惠群護理之家護理長

哇！這是天上掉下來的禮物

「哇！這是天上掉下來的禮物！」從端容老師獨自一人踏進護理之家清楚表達願意將藝術治療帶入機構那刻起，我第一個念頭就是這句，心中萬分的感恩與開心，因爲我相信這樣專業的藝術治療對機構、對長輩而言，將是最棒的禮物，有幸我也得與「藝術治療」相遇，並感受它的魅力，每次團體結束後總會聆聽老師的分享，看著長輩的作品，我總充滿著驚喜與感動，他們不因年齡、身體的疾病而局限他們深沉的創作力，藉著畫作的呈現，我彷彿更貼近他們的生命，而原本逐漸退化、退縮、封閉的婆婆，經藝術治療幾次後，開始臉上有笑容、願意接觸人群，且積極接受復健治療，對生命重新有了動力和希望；另一對夫妻，同爲失智症，透過藝術治療互相扶持、關愛，互動更加緊密，失智的伯伯情緒也漸穩定；還有林伯伯因腳截肢、行動受限，對人生的期待只有「等死」，但現在將藝術融入生活中，平日會從報章雜誌中蒐集喜歡的圖片，期待團體中與成員分享，生活有了重心。還有太多、太多，每個人的改變、每個人的突破，眞的令人動容，誠如老師所言：「藝術治療是種無聲的力量」，藝術治療確實給機構長輩很大的幫助，且正向影響他們的生命。

這本書的誕生，我相信對整個長照機構、臺灣將是個很棒的福音，感謝林端容老師無私地爲本機構貢獻她的專業；感謝老師將這群長輩對生命的突破化為文字與大家分享，期待大家細細品嘗，另外，對實務工作者（如諮商輔導人員、社工人員……等）而言，透過本書的介紹與說明，也能容易實際運用、操作於工作場域上，讓藝術治療散播開來，期待更多人感受「藝術治療的力量」。

惠群護理之家前任社工師

（現任雲林市政府社工師）

豐富長者生命的能量

端容老師充滿熱情且投入公益，為推廣藝術治療不餘心力，她在本機構帶領個人及團體之藝術治療，讓原本無法接受自己的能力不足而放棄之長者重新燃起生命之火，並讓生命之火繼續照亮。尤其是本人進入機構最近的2年，可看出接受治療的長者們有著明顯的改變，治療課程也從原本的畫圖活動再加上揉搓黏土，並把畫圖跟黏土融合後，再畫出不同材質的圖畫，帶入長者們對於生命的色彩。藝術治療所帶給長者的正向能量提升是可見的，讓原本將失去生命能量的長者能感受到溫暖。

感謝端容老師為本機構大愛無私的貢獻長才，期待老師能將藝術治療推廣至各大照顧機構、學校等發揚，並能培訓專業種子，讓藝術治療能深入機構並茁壯，造福更多的服務使用者。

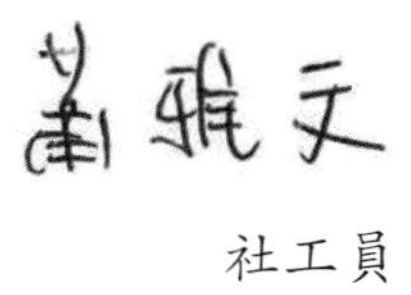

社工員

作者簡介

林端容

學歷

- 英國伯明翰大學（The University of Birmingham, UK）（大學優秀獎學金）教育哲學博士（情緒行爲障礙）
- 英國伯明翰大學（The University of Birmingham, UK）特殊教育碩士（情緒行爲障礙）
- 澳洲伊迪斯科溫大學（Edith Cowan University, W.A, Australia）（國際扶輪大使獎學金）藝術治療碩士
- 臺灣臺中師範學院（現今的臺中教育大學）畢業

教學培訓經歷

- 大學心理系與教育系助理教授
- 特殊教育、心理輔導系講師、師資培訓師
- 香港藝術治療培訓師
- 醫院與護理之家等藝術治療師
- 香港中華藝術治療學會總監
- 教學經驗包括：泰國格樂大學Krirk University、臺灣中山醫大、東海大學、朝陽科技大學、香港樹仁大學、香港教育學院、香港公開大學、香港中文大學與英國特殊學校

心理治療臨床與督導經驗

- 臺灣啟明特殊學校藝術治療師
- 臺灣光音育幼院藝術治療師

- 臺灣惠群護理之家長者憂鬱症與失智症等藝術治療師
- 臺灣中國醫大兒童醫院藝術治療師
- 英國倫敦國家醫院（心智健康）榮譽藝術治療師
- 香港東華醫院（癌症）藝術治療師
- 香港鄧肇堅日間（癌症）舒緩中心藝術治療師
- 香港社區兒童（特殊教育）藝術治療師與機構諮詢師
- 英國華人社區中心自閉症教師、藝術心理治療顧問與特殊兒童心理輔導與教育諮詢師
- 合格心理輔導督導和藝術治療督導，擔任大學生實習督導

證照

- 臺灣大學講師證照
- 英國心理輔導與治療學會證照BACP
- 澳洲、紐西蘭和臺灣藝術治療師證照
- 香港亞洲心理輔導協會督導證照
- 中國高級心理諮詢師證照
- 國際中文教師證照
- 幼兒教師證照

學術研究

- 高齡表達性藝術治療研究
- 英、臺跨領域專業合作之情緒行為障礙生與融合教育之研究
- 比較教育、精神疾病藝術治療研究
- 情緒與偏差行為輔導研究
- 特殊學生之藝術治療
- 藝術教育與藝術治療對情緒行為障礙生的介入與施行效果之比較
- 憂鬱症的藝術治療、高齡者團體藝術治療等

- 特殊教育與幼兒教育研究

著作

- 林端容（2015），案主中心藝術治療：憂鬱症的成長復甦。迦密出版。
- 林端容（2012），藝術治療：心靈之旅。文化有限公司。
- 林端容（2010），靜聽心靈——藝術治療師生畫展冊。香港中文大學持續進修學院。
- 林端容（2010），藝術治療：跨文化個案實務精粹。文化有限公司。
- 林端容（2002），特殊幼兒美術教學。五南圖書出版股份有限公司。

前　言

本書是作者在臺灣中部一護理之家所進行之長者團體藝術治療的經驗分享。開始服務之前，筆者因爲感受到身邊有些長者因罹患失智症，不但個人深受苦楚，家人也因爲不知如何處理而感到焦慮與煩惱。在不經意中看到附近的護理之家，因此提起勇氣走進機構，自告奮勇協助長者藝術治療。起初並不知道這個機構中有許多年長者正面臨情緒與行爲方面的困擾，例如失智症前期情緒障礙、憂鬱症、已失智、因糖尿病截肢與其他身心障礙者的身心障礙。有些長者對生活的態度已經轉變成悲觀、失望或興趣缺缺地等候進入棺材或輕生念頭。藝術治療在此因緣際會下，點燃長者的生命之火。

過程中，筆者和工作同仁很明顯的看到長者的轉變，從一點點的起步，如開心地唱歌、打擊樂器、遊戲玩球、欣賞畫冊、分享作品心得，到前進邁步開始重視身體健康和參與社會活動等等，漸漸改變長者的心境——轉悲觀爲樂觀、封閉到開放。例如：一位罹患阿茲海默症與憂鬱症，並有自殺傾向的婆婆，在過程中畫了一張抽象畫說：「突破」、「我想要突破」，正是見證藝術治療的功效。她變得開心並能說笑，有一次我們欣賞畫冊後，她畫了一張抽象畫說是「鴨啊」，平常說國語的她，毫不猶豫地用臺語說出時，加上拉長尾音的語氣，讓人感覺很輕鬆、親切和幽默，我們一起笑了出來，這種精神交流的喜悅是彼此認同與欣賞的默契，無法用言語形容。

藝術治療是爲自己畫畫，不是畫給別人看的，作品美醜不是重點，而是陪伴、傾聽、分享與尊重的過程。雖然大部分長者身體不方便的坐在輪椅上，但意志力和學習動機是活潑生動的，不論是手或是一隻手、二隻手、腳、一條腿或雙腳、眼睛、嘴巴等，仍有發揮的空間，藝術治療強調的是「可以／優勢」的部分，而非「不能／局限」的地方。在團體藝術治療中與長者一起參與，陪伴協助其抒發心情，能幫助長者生活得更開心，並燃起對生活積極與興趣的動機。因此筆者期待將藝術治療介紹給社會上關注長期照護長者的家庭、個人與公私立單位：長者是經歷很長一段人生歷練的智慧者與領悟者，他們需要的不只是身體的吃飽、穿暖和住的安全而已，在他們的內心世界更是浩瀚的大海，時而波濤洶湧、時而風平浪靜，需要被傾聽、重視、回應與尊重。不但如此，長者的畫畫創作猶如抽象畫一樣，往往是獨一無二的，尊重他們創作和表達情緒想法的方式，可以幫助長者有尊嚴的度過晚年。

中華文化重視老吾老人之老、幼吾幼人之幼的眞理，人的一生正如春、夏、秋、冬，重視每個人生的不同階段與任務，乃是安置與照護長者時具體的目標，相信也是人人所期待的結果。「年老」其實是每個人都會面對的自然現象，要如何度過一生和善終，相信是大家所關注的議題。目前老年人罹患失智症、阿茲海默症與帕金森氏症等心智障礙之議題，是全世界所面臨的挑戰，因爲影響面向非常廣大，例如：社會與家庭結構、老人福利政策的修訂、長照計畫與執行等，所需介入的資源亦相當可觀，包含跨專業的醫療照護、社會福利、教育宣導、家庭結構、國家社會政策和經濟支援、各項人才培訓等。照護機構所需的人員，亦包含各項專業人員：機構經理人、社工師、護理師、看護、職能治療師、醫生、物理治療師、心理師、心理治療師和藝術治療師等。因爲低生育率的影響，臺灣社會結構漸漸成爲老人化的發展趨勢，樂齡與退休生活漸漸地被討論，而短、中、長期照護也漸被重視，例如政府推動的長照2.0銀髮族預防與延遲老化方案、社區日托中心、老人學院和社區大學等。看護方式、居家照護或是護理之家等，爲了適應不同家庭需要、經濟結構和專業能力需求之緣故，政府必須開放引進海外看護人員，已如雨後春筍般蓬勃發展。

本書取得案主與機構同意，以輕鬆方式介紹團體藝術治療與長者、肢體障礙或是失智症等伯伯、婆婆們的活動過程，書中包含心智健康長者的情緒與行爲特徵所代表的意義、如何預防失智症、長者工作原則與技巧、與長者溝通的方法、年長者治療方式、藝術治療的意義、以人爲本的藝術治療、藝術治療師的角色、多專業團隊與藝術治療、藝術治療對長者的優勢、個別藝術治療與團體藝術治療、藝術治療的安排、長者藝術治療的內容、長者藝術治療範例（附圖）、個案研究與藝術治療對長者的優勢、設計與活動過程，並配合圖片、個案研究及其他作品欣賞和成果與結論等。爲了保護案主，本書所有刊登皆取得書面同意，且未將長者名字公布。筆者亦期待各界人士與專業多多指教。

感恩

目錄

一、長者心智健康

依據行政院主計總處統計，至民國100年臺灣地區65歲以上的老人已達2,487,893人，占總人口10.74%。106年我國高齡人口將達14%、約331萬人進入高齡社會（羅黨興等，2012）。一般而言，老人的定義是年紀超過65歲者（弘兼憲史，2013），此時也是面臨人生另一個階段的開始。年老是自然的過程，需要用正面的心態來接受與因應，才能確保銀髮族豐富與充實的生活，弘兼憲史說，能認清現實做自己就能看見快樂的人生。因此銀髮族不需要因爲身體上、社會或家庭地位的改變而自卑或沮喪，反而可以用積極的心態來經營樂齡的生活，成爲有影響力的人。

朱芬郁（2012）提到老年人的心理特性，包括：怕老的心理，不喜歡被稱爲老人、重視養生保健亦有智慧產出、具有維持自主與獨立的心理需求、友誼的需求、追求生命意義。情緒特性有失落感、懷舊感、孤寂感、衰老感與喪偶哀傷。

心理學家艾瑞克森（Erikson, 1963）主張老年最後的心理危機爲「統合」對「絕望」，前者是長者經由自省對人生的統整，若是對人生感覺滿意、有完整與完成的成就感時就能產生自尊。相反的，絕望是當長者無法統整對過去與現在的成敗時，自覺價值的低落而自我否定，甚至對未來死亡產生恐懼與絕望。因此銀髮族以積極態度經營年老生活，也是提早準備退休後的生活。例如加入志／義工幫助弱勢團體、積極樂觀心態、參加持續成長與學習課程、參加社交聚會活動和旅遊、種花種菜的田園生活、認識新朋友、保持開朗的心情、每天告訴自己很快樂、足夠的經濟支持、營養的飲食等等。衛生署（2011）提出維持健康的生活習慣、定期健康檢查、積極樂觀的心態、積極思想及行爲、坦然接受老化安然面對逆境。這些安排可以減輕退休後的無聊所產生的焦慮感，積極而言能對身體退化產生預防機制。但有些長者未必有這些概念與做法，往往有許多長者因爲身體精神的病變，由於家庭關係或經濟狀況與照顧的困難，無法在家受到適當照顧而被安排住進護理之家或是養老院等等。因此機構式的安置乃是配合不同家庭與年長者的需求而設計與供應，其實都有正面的意義。尤其是現代化社會，大部分的子女長大進入社會後，面臨士農工商的經濟獨立階段，也由於高知識導向與經濟壓力的關係，也必須成爲雙薪家庭，在上有父母、下有子女之下而變成夾心餅乾，因此不得不尋求照護大小的平衡之道。

年長者因爲身體漸趨退化所面臨的生活變化是極大的，依據統計，目前全世界約有4,400萬名失智症者，並且以每4秒鐘新增一名的速度不斷攀升，臺灣估計也有超過19萬人罹患失智症（黃婉婷，

2015，頁2）。依據失智症篩檢量表報告，有關失智症十大警訊包括以下：

1. 近期記憶力喪失以致影響工作技能。
2. 很難完成原本孰悉的家庭事務。
3. 對時間或地方的概念變差，容易走失。
4. 喪失活動力及對生活事物失去興趣。
5. 判斷力變差，警覺性降低。
6. 物品擺放錯亂。
7. 行爲與情緒出現改變。
8. 有語言表達的問題，無法說出正確的名詞。
9. 抽象思考能力降低，無法思考複雜的事物。
10. 個性急遽改變。

國際失智症協會指出失智症的起因分爲遺傳性與非遺傳性，前者包括年齡、家族史、唐氏症候群、血脂蛋白基因第四型（ApoE4）；後者包括中年高血壓、中年膽固醇上升、同半胱胺濃度上升（Homocysteine，容易罹患血栓症及心血管疾病）、憂鬱症、肥胖、第二型糖尿病和腦外傷。因此預防與照顧失智症者是國家、社會、家庭與個人亟須注意與規劃養護的事。

此外，年長者在老化過程會面臨的身體問題包括：神經系統變化、皮膚系統變化、心血管系統變化、骨骼肌肉系統變化、腸胃道系統變化、呼吸系統變化、內分泌系統變化、感覺系統變化等等。心理問題包括：害怕與失落、悲傷、負疚感、孤獨、無助、憤怒、憂鬱症、自殺、阿茲海默氏失智症、妄想症、精神分裂症和焦慮等（梅陳玉蟬，2006；白明奇，2018）。

因此保持心理健康可以從認識自己的心情開始，是否認識自己和接受轉變，以下幾個項目能幫助自我了解，每個項目可以分「時常」、「有時」和「不會」的評估，若有一項是「不會」，則表示需要調整自己的思想行爲，接受退休帶來的轉變（衛生署長者健康服務，2011）。

- 我滿意現狀。
- 我會主動尋找快樂。
- 我習慣面對轉變前做好準備。
- 我與家人或朋友談心事。
- 我參加自己喜歡的活動。
- 我認爲人生不同階段均有價值。
- 我會與時並進、學習新事物。
- 我努力去認識我的社區。
- 我容易與人相處。

此外，衛生署提到追求快樂人生可以帶給人幸福的感覺，以下可以做爲自我快樂的檢視項目，答案因人而異。

財富：錢不是萬能、沒錢萬萬不能，但富人不一定快樂。

愛情：有親密穩定持久的伴侶能滋潤心靈，可以對抗壓力。

親情：家人相處融洽、彼此扶持能令人快樂。

社交：能交往朋友，彼此分享經驗、喜、怒、哀、樂的友情，是快樂泉源。

玩樂：能參與自己喜歡的活動、對生命的控制感。

健康：健康是無價之寶，有健康才能做自己想做的事。

宗教信仰：心靈的寄託，可以把一切事交託給自己的神。

工作成就：能發揮專業、積極參與、獲得成就。

其他：聰明才智和學識等等。

二、長者的情緒與行爲特徵所代表的意義

一般而言，安置在療養院的長者或許會因與親人分開居住而感到沮喪、失意與孤獨，感覺像是被拋棄的氣憤或傷心，覺得子女不孝；或是自責、忍氣吞聲地接受安排。雖然機構裡有許多的專業人員共同照顧，吃、穿、住非常安全與方便，但情緒上也會因爲與子女或親人的分離而感到缺憾。其次，其所面臨身體健康逐漸衰敗與退化的情形，往往讓人覺得雪上加霜，對於晚年抱持悲觀的感受與想法。因此，協助其抒發情緒與建立健康積極的人生觀，是生理照顧之外，尙需要關注到的精神層面。

進行長者藝術治療或是介入服務時，最好能事先了解其身心行爲的特徵與原因，讓服務者本身能沉著與冷靜地處理問題。而這些認知能提升服務品質，達到事半功倍之效。筆者在機構中觀察與探討的案例，可以歸納出幾種最常發生的情緒與行爲特徵，包括：

- 抗拒：可能是關係的失敗，將情緒轉移到對其他人的敵意與對抗，以表達對人事物的不滿，但並非是針對當事人而生氣。

- 氣憤：可能是角色的轉變造成自尊心受傷，轉而對身邊人發洩的情緒反應。例如一位高高在上的主管級長者，中風之後被安置在機構中失去指揮的權力，往往是一件很難接受的事情。
- 發出怪聲：往往跟腦部疾病相關，並非長者故意吵鬧。醫護人員會將狀況轉告醫生，依據症狀開處方並投藥以控制病情。
- 喃喃自語與焦慮：可能是失智容易健忘又回到原點狀態，例如：尋找身邊重要的東西、要上廁所、要吃飯等等，此時需要一些提示物隨時提醒、安撫心情，或轉移注意力。
- 強迫性或僵化行為：可能是機構式生活皆由照服員照顧生活起居，而使長者的生活變成機械化，其想法與做法也變成僵化。
- 打人：或許是腦疾病和退化因素無法控制行為，或是未竟之事的經驗想自我保護，或是被攻擊後的自衛行為等等。
- 抱怨與憂鬱：因為長期為疾病所苦，無法做自己想做的事，往往產生憂鬱傾向，嚴重者有自殺傾向。

除此之外，有少數的長者能安身立命住在機構，並成為服務人群的義工，例如：協助打飯、提醒居民地板溼滑小心勿跌倒、訪客接待或是當廣播員等等。筆者遇見幾位長者心情平穩或是常常微笑，這些長者通常都有良好的家人關係、常有家人探訪，或是帶他們回家團聚、外出散步與購物等等。

最近幾年失智症成爲長者退休後最常發生的症狀，阿茲海默症與帕金森氏症也是腦部退化或損傷的疾病。造成失智症有許多因素，而腦部功能退化是主因，不但影響生活起居，情緒也會隨之起伏不定，症狀包括：健忘、重複語言、語言障礙、認知障礙、身體機能僵化、溝通障礙、情緒障礙、孤獨、焦慮和憂鬱等，進而造成人際關係障礙，若是沒有及時介入，身體機能退化將會更快速而導致全身無法動彈。常常有人將長者冠以「老番顛」的標籤是很不恰當的，因爲當事者並不知道自己已經罹患失智症，已經是病人了啊！不應該被諷刺和取笑。

長期養護機構中的長者，包括失智症、阿茲海默症、帕金森氏症患者，也包括許多不同身體狀況而被安置的對象，例如糖尿病患截肢而造成肢體障礙、心臟病或伴隨高血壓病症、精神疾病、不明原因的小腦退化造成癱瘓，或是極少的身心障礙，沒有家人照顧等，而需要專業人員照顧的族群。在生理受到退化與疾病威脅之下，有些長者的情緒和心理也被悲觀與消沉所纏繞，有些自卑、憂鬱、孤立、與世隔絕，症狀較輕的是過一天算一天，等到那天／死亡來到，或是幸運的有信仰支持與家人常常陪伴，嚴重的是自覺完全無用、生命失去意義且有自殺傾向，每個人的情緒與感受依情況差異而有所不同。

專家提到人類習慣使用左腦的認知發展區，而忽略了右腦創作對情緒的平衡發展，藝術活動能幫助長者平衡二者發展，透過唱歌、跳舞、畫畫、寫字等藝術活動，能開啟樂活之鑰。

三、如何預防失智症

年長者往往因爲年紀變老而無法接受身體的變化，或忽略即將邁入年老階段而沒有事前做好準備，直到家裡的長輩突然不認得自己的鞋子，或是家裡的電話與住址時，才發現已罹患了初期失智症。雖然引起失智症的原因尚未完全確定，但卻可以做好預防的工作，例如一位基金會的執行長特別提出：當我們還沒退休前就開始學習做志工，有了這項目標，退休之後不會馬上從社會大學畢業，而突然消失在人群裡過著獨居生活。這是何等積極的生活態度，也就是說，雖然每一個人都會變老，但是可以爲這一天的到來而做好不會變老的準備，就是積極投入做志工的行列，讓自己保持健康和陽光的心情，面對每一天和每一個人。根據國內早安健康（2015）提出預防失智症的方法有幾項：

飲食上包括：低鹽、無麩質飲食、預防過食、改變飲食順序（先吃蔬菜、肉和魚）、煮菜多動腦、吃營養食物（洋蔥、蛋、魚、南瓜、蝦子、蘋果、綠花椰菜、杏仁、胡麻油、菠菜、鮪魚、草莓、菇類和醋等）。

身體與腦的活動包括：動一動、按按手指操、良好的睡眠、鍛鍊腦力、積極生活、與人及社會互動、情緒保持雀躍與興奮、走出戶外把心放開、快步走路和運動等。

國內外醫療與營養等專業對於長者常見疾病的發生，正積極尋找成因與預防之道，例如：飲食上多攝取天然未加工食品、綠色蔬菜、堅果類、低糖、魚類、莓類果子等。其次，身體與腦部要保持活動狀態，例如：多參與社區活動、刺激思考的數理謎題、訓練不同解答方式、改變一成不變的生活習慣、保持學習心態、規律運動等都是預防之道。

四、長者工作原則與技巧

依據國內專業人士提出幾個老人工作原則，包括（梅陳玉蟬，2006：頁115-6）：

1. 接受：對長者的各種能力和發展潛力表達出積極關懷。
2. 個性化：確信每位長者的獨特性和特性。
3. 正直：不故意向長者獻媚或說不實在的話。
4. 客觀化：在和長者的工作中增加職業關注、關心和奉獻精神。
5. 增加服務途徑：增加獲得各種資源和機會的途徑。
6. 保密：尊重案主的隱私權。
7. 責任：保證有能力的專業人士指導工作。

老人工作技巧包括（梅陳玉蟬，2006：頁116）：

1. 使用長者生活經驗充權（控制能力）。
2. 使用回憶增強長者能力。
3. 身世和回憶是治療工具。
4. 發現優勢和專長。

香港預防自殺個案實踐總結的應對技巧，包括：

1. 相信與接納他的自殺意念。

2. 建立平等關係。

3. 耐心傾聽、提供空間。

4. 探討他獨有的感受。

5. 針對感受分擔及支持。

此外，對於身心障礙長者的照顧方式也會有所不同，在認識與介入的初期，不適合詢問家世背景或探討其缺陷的原因，除非長者自願，以免對方因自卑或創傷，引起不必要的摩擦、防衛與不信任而導致社會性功能的退縮。

五、與長者溝通的方法

年長者在60歲以後，可能因聽力退化而造成聲音與說話的能力減弱，所以要幫助年長者檢查聽力狀態並評估能力。溝通首要在於建立關係，信任是人與人建立關係的重要因素，對於年老者也是一樣。穩定的感情是奠定互信的基礎，這種感情可以是治療關係、友誼關係、親子關係或是照護關係等等。信任必須建立在互相的共識上，例如在固定的時間、地點和不逾越界線的關係上，融入不批判、不比較、有安全感、支持與保密的基礎，往往能建立信任關係。對長者而言，信任最終的意義是：(1)我將自己交託給你；(2)你會使用你的技術來照顧我；(3)你不會傷害我；(4)你會嘗試不傷害我（Egan, 1975），真正的關心能幫助信任關係的發展。

與老人良性溝通，必須要把握「八大原則」，這些原則會牽涉到態度、言語技巧及許多必須注意的小細節（取自臺北市衛生局社區心理衛生中心Website，2015）。

1. 多傾聽：老人多喜歡表達，所以最重要的是幫他暢所欲言，給他時間，讓他慢慢講，多聽他說。

2. 多留意自己的臉部表情：發自內心、誠懇的表情最重要，而非應付了事。例如多微笑就很重要。
3. 爲對方而聽：不是爲了回答他的話而聽，而是爲了了解他而聽，試著了解他說話的動機爲何？
4. 給予充足的時間反應：隨著年長，身體機能退化、不能走路或行動、說話緩慢是常見的事，有時候給對方更多反應的時間，直到對方全無反應再補充也無妨。
5. 避免爭執：這是大家最常犯、殺傷力最大的毛病。有些時候，並非雙方無法溝通，而是堅持己見的結果。先退一步去同理對方的感覺，再慢慢的溝通會較適當。
6. 不妄下斷語：多傾聽、多同理對方，再去回應其感受，不要急著批評對方或其生活事件。愈站在對方的角度、愈中肯愈好。
7. 不要介意與其接觸：聊天時，多握住他的手，讓他有安全感，這是一種鼓勵，他也會較想與你互動；點點頭、輕拍肩膀，都是良性的鼓勵與接觸哦！
8. 善用物品幫助表達：這不只是幫助我們表達，也可讓老人試著這樣做。對於聽力有障礙、手不方便移動的老人，往往較有效。試著讓他指東西，或是我們指著詢問：「你是指這個嗎？」再點點頭回應，都是不錯的方式。

六、年長者治療方式

Esberger與Hughes（1996）提出幾種年長者治療方式：

1. 生命回顧（Live review therapy; Butler and Lewis, 1963）：生命回顧治療使老年人將其生活依時間順序做整理，能反映其內在精神狀態。回憶某階段的生活經驗，可能是成就感、挫折感、罪惡感或幸福感等等。運用的材料可以蒐集家中的相片、家譜、難忘的紀念品、禮物或是對個人有意義的事件等等，透過回顧歷史對人生做統整。但要注意有些老年人沒有配偶、子女和朋友，以及無社會功能及心理失調的，不適合用此方法（Sherwood & Mor, 1980）。
2. 現實導向（Reality orientation：RO）：是一種思考練習，適合生活在機構的老人，是幫助降低老年人混亂或定向力障礙的訓練。包括時間、地點和個人的定向感。此種參與能防止退縮及社會隔離。
3. 再引起動機（Remotivation）：讓老年人藉著事實加強團體互動，以及再次發現先前體驗過的滿足感達到活動目標，例如增進社會能力和自我照顧。但要注意老年人的退化情形。

4. 環境治療及環境控制（Milieu therapy/environmental manipulation）：設計有結構的活動讓老年人在社區各層面互動，學習社交技巧和增加對自己行爲的責任感和自尊心。
5. 心理分析（Psychoanalysis）：依據佛洛依德（Freud, 1924）潛意識心理分析引導老年人自我的領悟，例如本我、自我與超我機制。每個人受幼年時期發展過程而影響心理成長，決定健康的人格。但佛洛依德心理分析理論強調人格成長是受「性慾」支配的理念仍被質疑。
6. 團體治療（Group therapy）：是廣泛被使用於老人族群的治療方法，例如音樂治療（Music therapy）、藝術治療（Art therapy）、舞蹈治療（Music therapy/Movement therapy）等。透過團體動力讓老年人探討共通主題、能有語言互動、鼓勵獨立自主及正向自我而設計。
7. 家庭治療（Family therapy）：能處理家中權力鬥爭、疾病給予老人的限制、或離婚等產生親子衝突。對於老人而言，能幫助家庭與個人探討退休所帶來的代間衝突、孤獨、混亂、殘疾和死亡等問題。
8. 行爲治療（Behavioural approaches to treatment）：運用增強制度能幫助改善許多問題，其策略包括對特定行爲採取界定措施、運用增強物（代幣制）以鼓勵正向行爲，並且持續欲改變的行為。若是不期待的行為，則予以負面刺激來消除，例如取消看電視的權利，要注意對於老人家不適合進行對身體或心理有負面影響的做法，以免過於嚴厲而產生心理與社交障礙。

9. 精神藥物治療（Psychopharmacological treatment）：針對老人的病症對症下藥，例如精神藥物治療、抗帕金森氏症、抗抑鬱劑、抗焦慮症等，要注意每種藥物可能引起的後遺症或副作用。

七、藝術治療的意義

藝術治療在銀髮族的服務領域，可以扮演積極預防延緩老化與失智治療的功能，包括認知功能、身體大小肢體運動、手眼協調運動、心理抒發、情緒表達、對美感的欣賞、社會關係和安穩心靈等。McNiff（1992；2004）提出藝術創作過程即是心理治療的功能，主要的關鍵是治療師能提供當事者一個自主、自由、安全、支持和保密關係的助人專業。藝術治療並不要求長者具備藝術技巧的能力，而是強調其畫畫時的自發性創作，因爲圖像是代表個體的潛意識語言，是象徵內在的世界與心理治療的模式，能超越語言界線地幫助各種不同生理、心理需要的人。藝術治療的治療關鍵是治療師、當事人與圖像（Malchiodi, 2011），藝術治療師運用各種藝術元素，例如：繪畫、雕塑、音樂、舞蹈動作、戲劇等方式，幫助有需要的個體啟發其內在經驗的方法，能提升個人對自我、環境和他人關係的領悟力。臺灣藝術治療學會將藝術治療定義如下：

……從事視覺心象的創造性藝術表達，藉此心象表達，反映與統整個人的發展、能力、人格、興趣、意念、潛意識與內心情感狀態。在治療關係中的表達經驗和作品呈現出來的回饋，具有發展（成長）、預防、診斷和治療功能。個人情感、問題、潛能與潛意識在治療關係中被發掘與體悟，進而得以在治療關係中加以解決與處理，幫助個案達致自我了解、調和情緒、改善社會技能、提升行爲管理和問題解決的能力，促進自我轉變與成長、人格統整及潛能發展（TATA Website, 2015）。

藝術治療強調非理智的創作能引發當事人積極的聯想，進而幫助個體統整過去與現在的反思，以及對未來的想法與計畫，並不強調藝術作品的好壞而是重視過程，每個作品是獨一無二的，所表達的訊息不論是負面或正面、顯喻與隱喻都不被批判。在治療師的催化之下，引發當事人主動願意探索跟自身相關的議題，因此治療就在信任、支持與溫暖的關係下產生。

美國藝術治療師Malchiodi（2012）提出藝術治療的優點有下列幾項：

1. 視覺思考：幼兒的發展塗鴉期比語言發展期來得早，因此人腦結構對於形象的記憶，往往本能地比口語來得強。筆者所認識的自閉症兒童腦部結構非常特別，有的能一目十行，或能以畫畫表達過去的生活經驗，藝術幫助他開啟不爲人知的潛意識管道。

2. 傳達語言無法表達的：人們常說「一言難盡」，表達了語言的有限性，但是圖像或藝術的顏色、線條與布局，往往是通向內心世界的方法，例如一位心裡很痛苦的人士最多只能說：「我好痛苦、非常痛苦，快要死了……。」但若畫出正在淌血、破口的心，我們馬上能體會對方的心情。
3. 感官經驗：藝術創作過程是心靈之旅，透過感官經驗：看、聽、說，或是動動手、腳、眼、耳和肢體等觸覺經驗，往往能讓人終身難忘。
4. 情緒釋放：藝術揮灑的過程，即是幫助心靈淨化的過程，用大筆在大張畫紙上任意揮灑是一種情緒的宣洩，能在安全不傷害自己和他人的環境下，釋放心中不平衡的心情。
5. 創造作品：藝術治療作品就是創作的作品，是不需有標準的藝術品，或如抽象畫、印象派式畫作都是獨一無二的藝術品，值得尊敬與欣賞。幼兒的塗鴉與失智長者的圖像有相似之處，好像長輩返老還童的見證。
6. 創造藝術提升生活：很多藝術家用創作超越自我局限，例如梵谷在最困頓時，用畫畫表達心中的矛盾與衝突而超越身體病痛的局限。心理學家認爲，人有自我實現的需求，突破物質或身體障礙，進而提升心靈是藝術創作的至高目標。
7. 創造關係：藝術治療師與當事人能在創作過程中形成同盟和助人關係，可說是一種奇妙的經驗，也是治療關係不可缺少的基礎。治療師能引導當事人積極洞察圖像裡的意義而產生共鳴支持與鼓勵的作用。

8. 人人都可以創作藝術：心理學家榮格表示，藝術創作是人類的本能，而且是獨一無二的，正如每個人有不同的個性、長相與想法，重要的是當事人是否願意把內在潛力發揮出來而享受自我存在的樂趣。
9. 藝術是理解方式：圖像代表個人的意義，是溝通的形式之一，可以幫助自己探索內心世界，是代表一個人的思想情緒與生活經驗與改變的歷程。

很多人以爲自己不會畫畫，包括我所服務的長者，這需要一段時間的醞釀和安排適合的方案引導長者。筆者運用多元化的藝術元素幫助長者放鬆、欣賞、分享，並進一步畫畫、剪紙和捏陶等，證明他們可以創作與表達。

八、以人為本的藝術治療

機構的長者因為肢體障礙或腦部與身體退化關係，需要使用輪椅輔助，但許多感官功能還是可以運作，例如：看、聽、說、動動手、動動腳等，但每個人的情況依身體障礙略有差異。藝術治療能依據長者需要而安排進行個人與團體的藝術治療。個人藝術治療是針對較嚴重與極為需要介入個別關注的長者，例如：經常性焦慮、哭泣、失眠、拒絕、生氣、暴力等情緒行為障礙。團體適合症狀與需求接近的長者，例如：功能與情緒較穩定和類似的障礙情況，以及具有溝通與進行活動能力的長者。

長者藝術治療是以人為本，目的乃是著重於長者可以做的能力，而非做不到的能力，也就是在當下幫助長者情緒的抒發與表達，陪伴、同理心、不批評與積極傾聽是主要關鍵（Rogers, 1961）。分析作品的潛意識語言並非這個階段最重要的目的，因為圖像會說話，會在藝術治療過程中，自然而然地產生心靈淨化的作用。因此，筆者認為長者藝術治療首要目標應該是先滿足與支持其當下情緒與行為的需求，例如：同理心、不批判、無條件的愛（不求回報）、當下的陪伴、積極傾聽、安全感、信任、保密、情緒支持、身心理關懷、語言和肢體回應、一起參與活動以及與他人間的互動等等。若是先以精神分析角度進行，長者可能會產生抗拒效應，尤其是失智症長者，並不能馬上或有能力思考與判斷現在、過去長中短期的生活經驗、或未能分辨意識與潛意識語言，但是藝術治療師可以將連續創作的作品蒐集後加以對照、分析與解釋，可以協助了解長者在每個階段的成長或改變。作品、案主和治療師都是評估的重要依據。個案中心是人本中心代表的治療模式（Rogers, 1902-1987），可以滿足長者個別化需求（ Queen-Daugherty, 2001）。

Natalie Rogers是依據父親Carol Rogers的理論與方法而創造表達性藝術治療，強調經由藝術表現能學習美感、自我實現和生活中真實目標，是個人成長與頓悟的經驗。她相信創作的過程有療癒性，且人人都有創作的本能。

九、藝術治療師的角色

藝術治療師不只是美術老師、心理師、社工師或藝術家，而是必須經過嚴謹的學術與臨床藝術心理治療培訓而養成的專業人員，是能運用藝術創作對心智健康的元素與特質，幫助當事人由消極轉爲積極生活的過程。由於藝術治療的服務範圍，包括醫療團隊、社區服務、生命教育、學校輔導、身心康復以及幼兒成長至銀髮族預防退化與治療的族群等，因此藝術治療師的任務是能增進個體生命機能的專業人員。藝術治療師的角色包括：

1. 觀察者的角色：能洞察當事人言行舉止、創作過程與圖像作品所代表的隱喻和顯喻。
2. 催化者的角色：能事前準備好活動，邀請當事人一起工作與分享，並引起動機與分享的意願。幫助當事人走入自己的內心世界、自我領悟與自我啟發的能力。
3. 傾聽者的角色：能把創作與表達的主權交給當事人，並積極主動傾聽團員間所引發的相關議題。
4. 支持者的角色：能把當事人的生命故事當成最重要的核心且

將心比心，不批評、隨便提供意見或主導當事人的想法、看法、情緒與做任何決定。

5. 開放者的角色：不論當事人的成長背景、宗教信仰、人種或性別等，都能尊重每位當事者所創作的圖像或表達的情緒和感受，以及不同形式展現的生命故事，都不加以批判或比較。
6. 統整的角色：能幫助思緒混亂的當事人把過去、現在與未來的人生經驗進行回饋、反思和對未來心願的整理。

藝術治療師是否爲心理分析者的角色則需視情況而定，例如筆者進行長者藝術治療時，並不以心理分析爲主要目的，而是以表達性質的多元化藝術作爲介入方式，但若有進一步治療的目的，則需要用心理分析的角度來評估當事人的成長與改變，對藝術治療前、中、後做圖像分析的工作。例如有位精神狀況不佳但身體很健康的單身伯伯，因爲長期對性的壓抑，常常在圖像中呈現對性慾的需求，依據佛洛伊德心理分析理論，分析畫中一對對公母獅子、長頸鹿、大象與情侶在海邊以及類似性器的圖像，經與社工、照服員進行個案討論時，了解當事人的確有發洩性慾的慾望與行動。心理分析可以幫助安排有意義的活動，讓他轉移注意力，並且注意對身體與異性的輔導。

十、多專業團隊與藝術治療

多專業團隊運作是先進國家醫療、社福與教育中重要的合作體制，爲了因應社群的需要，不論是政府、民間慈善團體與私人單位，都需要各種專業人員組成的團隊運作，以提供完整、有系統和有效率的服務品質。長者療養院有專職行政人員，如：院長、主任、社工、會計、出納等，身心醫療人員包括：醫生、護士、復健治療師／職能治療師、物理治療師、語言治療師、心理諮商師和藝術治療師等，以及照顧服務員、看護人員、營養師、烹飪人員、司機和清潔人員等（職責分配請參考附錄）。而專業的心理諮商師和藝術治療師應是團隊成員之一，雖然一般機構將社工視爲負責設計活動的主要人員，但是在心理輔導和治療的領域應該交由專業人員來執行，才能使分工品質做得更加完善，畢竟社工人員需要負責許多行政上瑣碎的事務，例如家訪、安排長者回診事宜、協助弱勢家庭申請補助、塡寫申請表和報告等等。其次，雖然社工也修習輔導學等科目，但若在同所院內具有雙重角色，可能會在進行心理輔導與治療上產生混淆，無法釐清與長者的界線，而發生先入爲主或關係上的矛盾，例如：社工需要監督長者的安全和投藥情形，難免會用指令或提醒的語氣，但在心理治療中，治療師以同理心撫慰並不加以指示。因此，專業的心理諮商師和藝術治療師是必要的成員。

藝術治療師與心理諮商師亦有身分與職責上的差異，心理諮商師負責心理評估和心理諮商，其在運作上大多是使用認知行為理論與口語的互動方式介入。藝術治療師也能進行評估工作，但若能以團隊形式結合各個專業進行個案會議，效果會更好，因為在一般的醫療體系之下，藝術治療是附屬於精神科或是心智健康部門，案主是經過轉介接受藝術治療，而團隊運作可讓每個專業人員面對面接觸，並討論案主的近況和成效的評估，每個專業人員皆可以自己專業的角度評估案主的進步情形，並聽取各方意見、互相協調配搭，相信藝術治療能與各專業間形成愉快而具意義的同盟關係。

藝術治療師不單單使用口語的溝通，也能運用非語言的藝術創作作為介入案主的主要手段，藝術創作不只是工具，而是潛意識與心理世界的表徵，是突破口語傳統的心理治療模式，往往能讓案主在自然放鬆與自由的氣氛下，與自己的內在對話，進行相關議題的溝通。藝術創作的過程已經是治療的過程，不必另具形式如醫生與病人般的關係，因為案主是被尊重，猶如是一個正常的人，有力量自我療癒，主要因素是藝術即治療（Arts as healing）、藝術即藥物（Arts as medicine），是完全沒有副作用和傷害的媒介，藝術代表的是一個人的靈魂與精神。

Tingty（2002）提到在多面向的藝術治療上，能使長者在邊聽音樂邊畫畫的過程中放鬆、緩和疼痛和滋潤心靈，因為長者能在創作屬於自己的作品中提升工作的技巧、建立自尊和認識，以及肯定自己的身分。愈多的練習能使身、心、靈獲得更大整合的機會。其次，藝術治療是最能緩和自我和人與人之間衝突的媒介，原因是我們看到的是圖像隱喻，而非赤裸裸的呈現脆弱的本我和自我。案主有主權決定說與不說，然而往往在相同族群的團體互動下，彼此會產生共鳴與支持的力量，此乃團體動力藝術治療最療癒的一刻。治療師必須能適時將表達的主權交付給成員中的每一個人，讓每個成員在不知不覺中感受到影響與被影響的力量，漸漸體會自己是有價值的個體，因此藝術治療就更加有正面意義。

十一、藝術治療對長者的優勢

藝術治療對長者的功能是多面向的，包含以下許多優勢：

1. 肢體與感官復健。

2. 疏導失落與創傷情緒。

3. 心理支持、改變行爲。

4. 預防失智症加劇。

5. 連結與人群的關係。

6. 幫助表達想法與情緒。

7. 輔佐語言表達的不足。

8. 提升認知自我身分。

9. 提升悟性、身心靈養生。

10. 滿足藝術創作的欲望。

11. 預防失智症。

12. 開發與發展創作潛力。

13. 增進積極樂觀的生活態度。

14. 對人生的回顧、抒發、感恩、缺陷可以提供再一次補償的機會。

15.心靈淨化、提升對宗教的情懷以及心靈安穩。

16.完滿與善終準備。

藝術治療所產生的效果應該是正面的，除非長者不是出於自願，強迫參加會造成反效果，比不參加還糟糕。以上的優勢也要視個別情況而定，並非一次即可達到100%，有些長者需要長期的藝術治療，若是只有幾次的安排，效果自然是打折扣的。一般而言，療程至少要3個月時間，每週安排2次藝術治療，或是半年期間，每週至少一次的藝術治療。事後則需再評估是否延長或終止（結案）。

十二、個別藝術治療

在英美國家，藝術治療介入失智症、阿茲海默症與帕金森氏症已有一段長遠時間，藝術治療師Waller（2002）經過研究證實，藝術治療對於失智症與憂鬱症具有改善病情惡化的療癒功能。長者個別藝術治療，是藝術治療師與長者單獨接觸的單元，在安全、溫暖的治療室與時間的安排，進行自由的創作，或是用口語或非口語方式傳達心情與感受。注重個別精神與情緒的支持，能針對特定或無特定議題，疏通長者心理的壓力，進而減輕失落無助的焦慮與緊張。

個別藝術治療是針對個人特殊需求而設計的個別計畫，例如憂鬱症的老太太長期封閉自我的心態，無法接受多人的團體工作，她需要一個安全的空間可以哭或發洩心情，不會被別人看見而被嘲笑。個別藝術治療是建立親密關係的好管道，透過治療師的積極傾聽、陪伴、回應、分享與一起工作，往往能幫助防衛心強和失去自信心的長者突破自我局限並找到自我的價值。

長者個別藝術治療吸引人的地方是，關係中的情感轉移與反情感轉移，由於治療師將長者視爲自己的父母或祖父母等關係，能提供無微不至的關照，積極傾聽與回應，讓長者覺得治療師彷彿是自己的晚輩，也產生被關心與關心的情感交流。筆者在服務的過程中也滿足這樣的心願，能享受滿滿的愛。

十三、團體藝術治療

依據Hartford（1980）在養老院、日間照顧中心等社區研究，老人的團體治療有以下幾個目標：

1. 個人成長與復健。

2. 增進人際關係。

3. 增加問題解決及完成任務的能力。

4. 在立即環境中的改變。

5. 社會系統及醫療機構的改變。

6. 團體成員態度及價值的改變。

7. 關於老年人的態度及治療方式之一般性社會的改變。

團體藝術治療可以提升長者社會適應能力、自我與對他人的交流及認知能力、消除退縮與克服憂鬱。團體活動能使長者之間產生互動的效果，也往往是當下創作中新、舊經驗的分享與交流。治療師不需刻意事前製造任何議題，而是視當下成員們創作的內涵彼此互動，分享經驗與感受，或進一步探討相關的主題。其功能也是多面向而且超乎想像的，例如：成員們能表達關懷的心意、互相扶持與關照、在分享過程中學習用不同角度看事情、彼此接納、傾聽與尊重、產生歸屬感、感到快樂與滿足等。

Malchiodi引用Yalom（2012），特別強調團體藝術治療所產生的效果，理由如下：

1. 希望感的注入：團體成員的經驗分享具有支持性，例如創傷、失落、疾病、家庭衝突和種種個人經驗議題所產生的共鳴與同理心，進而引發希望的火花。
2. 人際互動：強調彼此互動交流的機會能提供健康與幸福感的社會支持，透過團員分享創作歷程來連接彼此的感受與回饋。
3. 普同性：因爲分享共同的話題與經驗而產生的感情聯繫，能提升彼此間的關注與打氣鼓勵，形成互通的凝聚力量且降低個人的疏離感。
4. 情感發洩：團體藝術治療提供了一個抒發的管道，讓團員不再將負面情緒隱藏在黑暗的角落裡，不論是憂鬱、疑問、開心、悲傷、憤怒和喜悅等情緒經驗，都能在不受批評下得到傾聽與支持。
5. 利他性：治療過程是彼此承擔痛苦，往往能激勵個人主動關心對方的動機與行動，當自己被幫助以後，也能學習去幫助別人。因此團體是個體間正向、溫暖與彼此的接納。

十四、藝術治療的安排

建立關係是所有治療必須先注意的關鍵（Wald, 2003），不論個別或團體，對長者都有正面意義，進行過程需要彈性運用而不必執著。然而安排時需先做評估，過程中也需要敏感地察覺長者的需求與變化，並加以調整。例如：經過一段時間個別治療後，長者情緒趨於穩定而安排加入團體藝術治療，安排時間可以在下次新開始之時，或是3個月做一次評估，然後進入第二階段藝術治療，此時亦可以邀請其他尚未加入的長者參加，以免產生排斥或干擾。每次安排時間需視機構作息時間而定，有時候長者需要復健或回診，晚到與缺席都是可接受的。時間安排一節大約50分鐘，若是長者覺得疲倦，可以讓他們提早休息或是喝喝水等，治療師要以長者需求爲中心，活動才會有意義。有關人數安排應該配合空間大小狀況而定，例如：4～5人的小團體很適合彼此深入溝通，治療師也可以照顧到每個人的需要。在此要注意的是，長照機構的長者多是失智或身心較爲虛弱者，所以根據他們的能力或以小團體進行是最好效果的安排。相反的，若服務對象是健康者或輕度心智障礙，則可以安排10人以上，但也需要有助理人員做個別陪伴與協助。

十五、長者團體藝術治療的內容

長者團體藝術治療包含多面向的表達性藝術治療，表達性是指不分析案主的心理，純粹陪伴案主表達心中感受與想法，其優勢是能幫助多面向復健與發展的目標。內容可以包括以下幾項：

1. 音樂：聽老歌、放鬆、憂傷或喜氣的音樂。例如有關新年春節的音樂、有關家的音樂、母親節音樂、懷舊音樂、宗教音樂、鳳飛飛〈祝你幸福〉的療癒音樂、臺國語福音療癒音樂，或是讓長者自己選擇音樂。長者有特定喜歡的歌手，例如洪榮宏、江蕙、陳一郎、鄧麗君等等，大家一起欣賞並發表對歌詞與旋律中印象最深刻的一段，這往往能觸發兒時或生活中印象深刻的情景，進而產生療癒的功效。

   簡易操作的樂器包括手搖鈴、鈴鼓、三角鐵、響板、高低木魚等，大小須視情況而定，建議提供大一點的樂器。唱歌時可以跟著打節奏和創作節奏，亦可以肢體動作創作節奏與混合的節奏表現。當建立感情關係後，可加入較感傷的音樂，讓長者感受內在不完全的部分，也能進一步抒發負面情緒，人生有喜、怒、哀、樂乃是常態，治療師也可以分享自己的經驗，但不應該讓自己成爲主角。

2. 冥想與象徵性表達：播放純大自然音樂作爲背景，例如：溪流聲、雨聲、打雷聲、海浪聲、風聲等，過程先讓長者閉眼幾分鐘，享受與大自然親近的時刻，並引導內心與大自然的連結，幾分鐘後張開眼睛，分享此時此刻的感覺是什麼？平靜、喜悅、混亂或沒感覺等，一開始若無法適應，可以漸進練習，不必催促或勉強他們按照指示說出一定的感受。接下來可以使用各種不同顏色的布料進行「與布互動」活動，將布當作風、水、雲或是即時感受到的物體，用肢體與布的動作表達出來，可以快、慢、往上飄、向下捲動或是輕輕地甩等，此時可以想像是：微風、龍捲風、黑雲或是瀑布等。此項活動能幫助長者放鬆心情、解除焦慮、通往內心世界與大自然接觸的感受，並運用肢體將感覺表達出來，建立與大自然的和諧關係，體驗生命的美好與珍惜之情。此可達到身心靈暢通之效果。

3. 遊戲：玩氣球／足球、保齡球、槌球、乒乓球、接球、猜謎益智遊戲、大型大富翁、跳棋、象棋、拼圖、麻將、五子棋等腦部與肢體活動等，能幫助恢復語言溝通能力、促進手眼大小肢體動作的協調、提升社會互動能力和自信心。

4. 參觀美術館或藝文活動：可以事前安排參觀美術館或到公園

欣賞景色，以刺激想像力和回憶相關生活經驗，進一步以創作方式表達出來。例如看到的建築物、街景、人物或是印象中的主體，能更深入了解自己與群體的關係。欣賞畫冊亦是很好的活動，例如：中國畫家的國畫和西方水彩畫作品，可以幫助抒發心得、感想與比較之間的異同。還有其他相關的藝術活動如：音樂會、戲劇表演、默劇和歌劇等，都是啟發心靈的美好活動。

5. 畫畫與創作：畫畫時可以使用各種材料，如：大張畫紙、蠟筆、水彩、彩色筆、鉛筆等，大小需要適合使用，通常大筆比較適合手部障礙的對象。其次如雕塑、圖片剪貼、生活回顧照片剪貼、製作飾品、裝飾物品容器和禪繞畫等，需要注意是否有不容易操作的地方，而能提供適合的材料使用。例如：無法使用剪刀時，可以事前將材料剪成一段一段的，讓長者自己選擇使用。集體創作亦是幫助長者社會互動的方法，能接納別人與彈性調整自己，對於創作的機動性與多樣性，都能幫助長者用不同角度欣賞同一件事情，讓自己更靈活的與人互動。

6. 陶（黏）土工：在藝術治療的過程中發現，許多長者在陶（黏）土工的創作上，比畫畫的效果更完全，可能的原因是：小時候玩土的經驗，或是親自動手製作各類食品與工作，比單純的畫畫還要豐富許多。製作陶（黏）土工不但能幫助長者手眼協調，並且在與陶土、黏土接觸的同時，也能產生感官的經驗，深入具體化存在的經驗。進行時，長者可以自由發揮對陶（黏）土的感覺，能抒發所聯想的情緒，或是搓、揉、捏、打、壓和摔等等，都是抒發情緒的方法，這也是讓長者再次找回自我掌控的機會，透過自由聯想與心境而創作屬於自己的作品，進一步能肯定自我的意義。而陶（黏）土工的立體3D作品能取代畫畫平面單調的效果，讓長者的視覺感受更具體化。

7. 復甦感官知覺的戶外活動：在花園裡聆聽鳥聲、感覺風和風聲、看看天空、水裡的魚和花草樹木、晒晒太陽等，均可刺激感官，喚起環境與人的連結，也能喚起對大自然的感覺與產生心靈上的喜悅。

8. 欣賞傳統戲曲、舞蹈、地方語言等表演：傳統文化和個人生活背景與經驗息息相關，生活與文化已經融合為一體而形成團體的價值觀。欣賞傳統戲曲和舞蹈等，能幫助長者回應自己與傳統、文化的歷史感，找回身分與自我定位的方式。戲曲是地方文化特色，是結合音樂、藝術、軼事、人文、地理、歷史的內涵，能喚起長者的身分與時代的連結關係，並引起對鄉土、家園、社會與國家的情懷。

9. 閱讀與寫作：各式生活雜誌，如大自然雜誌、旅行雜誌、健康雜誌、藝術家雜誌或大型電子書等，都是幫助長者與環境、人們關係的連結。在陪讀時適時進行簡單對話，如分享對日本櫻花、下雪富士山的心情，或聯想到過去旅遊的經驗，進一步提升腦部知感神經與圖像式表達動機。長者有任何靈感也可以將其寫下，做成一本小書或日記，可以搭配圖畫使內容更豐富，使用多樣化創作方式，以表達自己的想法與感受，當作是人生的一本回憶錄。

10. 生命回顧：照片是生命最好的見證人，人生每個段落都能拍下照片留下美好回憶，例如出生時、童年時光、中小學、大學、結婚照、生日照、全家出遊、聚會或歷史事蹟等，在經過一段時間沉澱後，變成難忘的回憶。此對一個人而言是非常珍貴的生活經驗與反思，能幫助抒懷與緬懷生命中的點點滴滴。分享個人特有收藏品也是很可貴的經驗，俗語說：「獨樂樂不如眾樂樂」，凡是集郵、國寶級名畫、裁縫手工藝品、阿祖的手錶或壁鐘等，都是反映個人對生活中人事物特別的感受或信念，彼此分享、互相肯定人生的過程與價值。

11. 舉辦畫展：此項活動不在乎作品的專業性，而是分享長者在藝術治療中獲得的靈感與成長，目的是希望社會大眾能關注長者在藝術表達與創作上的潛力，相信長者也能在藝術、文化發展上做一些貢獻，使大眾能感染藝術對生活的正面影響力，進而推動、建立藝術治療在社區長者或各族群心智健康的基礎。

進行藝術治療的安排需視長者與資源情況而定，例如：坐輪椅的長者無法站立做身體動作，但可以運用輪椅進行畫畫，但需要較大的空間。半邊肢體障礙的長者可以使用大支畫筆進行水彩畫，畫圖紙必須是大開的。簡單樂器可以使用手指握的搖鈴，取代需要整個手掌握的鈴鼓。氣球比較輕也富有彈力，打的時候很有趣味性，高高低低、或快或慢，可以取代太重的排球、籃球、兒童遊戲用的保齡球和籃球架等，這些遊戲可以訓練長者的專注力，並且達到運動與遊戲的快樂效果。當下放鬆心情也有療癒的效果，有位長者說：「來參加活動後，感覺煩惱都忘記了。」

十六、長者團體藝術治療設計範例與過程

進行長者藝術治療可以運用表達性藝術治療，以幫助長者表達感情和活動肢體，其優勢是在遊戲中放鬆，簡單化且能產生興趣感，與環境、人和道具產生連結，自然地克服退縮與自卑的心理，而能積極轉變自己並超越自我局限。安排團體藝術治療首先需要決定參加人數，並且能儘量固定成員，因爲固定成員有助於建立對彼此的信任感與消除防衛機制，亦能掌握成員進步情形。治療師需要了解自己可以掌握的人數範圍，或安排適合的空間，因爲並不是每個機構都有足夠或多餘的空間可以使用，因此建議不需要非常專業的設備才能進行藝術治療。其次是經費，在拮据的情況之下，建議不必購買太專業的美術材料，適當使用回收舊報紙、雜誌和瓶瓶罐罐等，都是很好的創作原料。

專業的藝術治療室需要提供如畫室（art studio）等空間，能將各式各樣的美術材料豐富地、開放式地排列或展示，在創作時間內案主可以自由取用，同時還有洗手臺、儲物櫃、大小桌子、椅子、隱密溫

暖的空間，例如：沙發、抱枕、茶几等，以及不需擔心被顏料沾染或留下汙漬的空間。若是無法提供專業藝術治療室，使用會議室、復健室、餐廳等空間，能活化空間的多元運用，也能使各項活動順利發展而不受阻礙。

時間安排也要根據機構的作息時間配合，例如：9點到11點是活動時間，可以安排兩個團體，各進行50分鐘，或是以一個團體進行60或120分鐘，必須中間休息和預留10分鐘整理與準備午餐。過程中有些長者比較累時需要休息，或依個別狀況配合需要及時加以協助。 因此爲了考慮長者的注意力與體力，時間不宜過長，但過短則無法進入創作的氣氛與動機，若是草率了事亦無法使長者獲益。

以下介紹表達性藝術治療之安排與過程，活動內容可以依需要靈活彈性配搭與進行。

準備材料：電腦〔可連WiFi，可由網路（YouTube）選取歌曲〕、沙鈴、鈴鼓、手搖鈴、三角鐵、響板、高低木魚等、大張圖畫紙、剪刀、雜誌、膠水、大支水彩筆、水彩、盛水容器、彩色筆、蠟筆、氣球、保齡球等。

治療室：需要可容納4～5位坐輪椅的空間、一個小桌子、一張椅子、洗手臺、採光和空氣流通佳之處所。

1. 問候與分享：治療師問候大家，並且能讓每個長者說說近況。談話內容先是寒暄、關懷與傾聽長者最近心情，不需加以批判或分析，必要時可以讓彼此口語交流，交換心情與感受。例如：婆婆心裡掛念親人，半夜睡不著，此時有人也回應有睡不著的經驗，成員之間會交換訊息與有益的資訊，此時心裡的聲音被聽見了，自然情緒會比較平靜。其次簡短問候時需要誠懇，目光要注視著發言的長者，同時觀察其眼睛與表情，回應時可以點點頭、微笑，或握手使對方感到溫暖。具同理心的回應，能使對方感覺被支持與接納。

2. 接下來介紹音樂，讓大家放輕鬆，治療師可以事先選取適合的音樂，讓大家欣賞、一起唱和打拍子，培養氣氛和引導情緒進入活動，只要放輕鬆感受自由自在的氣氛即可。

3. 音樂欣賞：

A.〈祝你幸福〉（鳳飛飛主唱）是一首溫柔、感性、緩慢且耳熟能詳的老歌，也是一首祝福與勵志的好歌，能激勵大家對生命的熱忱，可以分享祝福的心情，歌詞如下：

送你一份愛的禮物　我祝你幸福 不論你在何時 或是在何處
莫忘了我的祝福 人生的旅程有甘有苦 要用堅強意志
發揮你的智慧 流下你的汗珠 創造你的幸福

B. 聽完一遍後，可以繼續聽第二遍，讓歌聲與歌詞烙印心中獲得迴響，同時可以隨著音樂齊唱並且拍手。聽完之後請彼此分享對歌曲的感受，若是尚未能說出感受，亦需尊重和接納。

C. 進一步分享有關祝福的感受，想對誰分享？祝福的事情是什麼？此時伯伯、婆婆會開始動腦筋去思考身邊的人和自己的期許，或許會說：「我要祝福大家身體健康」，或是「祝福天天開心快樂」，或是說「不知道」等，都是可以接受的。

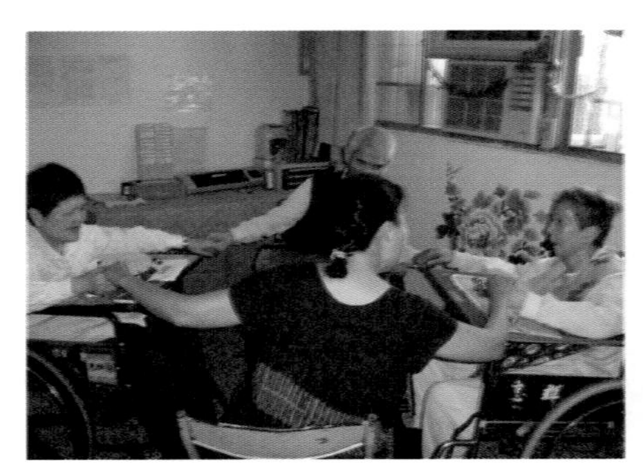

圖一　跟著音樂唱歌，大家圍圈圈、手拉手一起唱

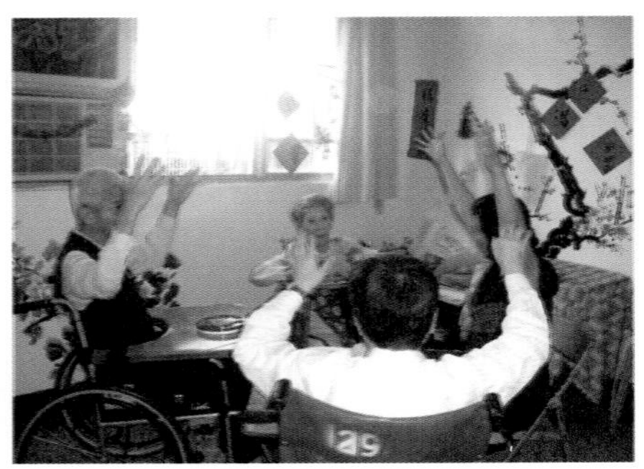

圖二　改變動作將手舉高或拍手等，讓大家舒展身體、提起精神

4. 加上樂器合唱和合奏：事前準備許多簡易操作的樂器，可以帶動活潑與愉快的氣氛，長者或許從來沒上過音樂課和使用過樂器，因此需要介紹樂器和使用方法。此項活動可以訓練長者的聽力和手腦協調功能，並增進其對打擊節奏的體驗。打擊節奏時，只要放鬆、自由、開心即可，不必要求準確性，以免造成長者退縮與拒絕。

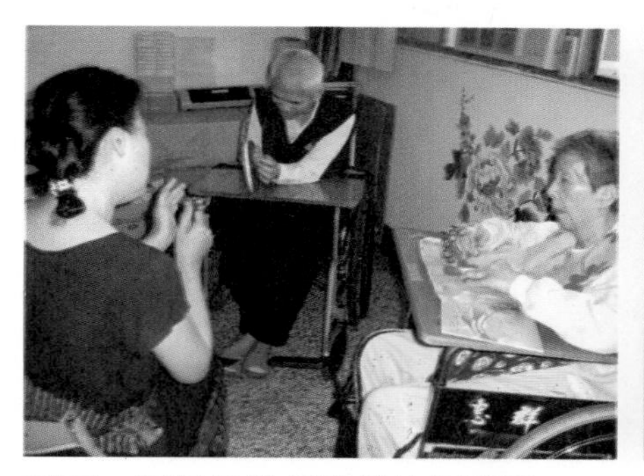

圖三　跟著音樂唱歌並拍打樂器

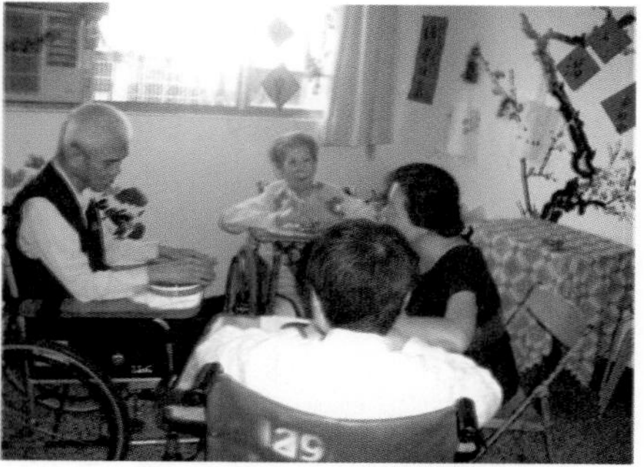

圖四　注意每個人對樂器的感受與互動

5. 唱完本首歌曲後，可以讓長者點喜歡聽或唱的歌，可以抒發對往事的回憶，和對生活人事物的感受。例如：李婆婆點唱〈飄洋過海來看你〉是因爲好友從遠方來探訪，她對好友的情誼念念不忘，接下去又繼續回想過去相處的時光，進一步體會生活中的樂趣與可貴的回憶。
6. 樂器打節拍：接下來可以不必放音樂，只使用樂器打拍子，治療師可以先開始，讓大家跟著打相同的節奏，例如：快的、慢的、舉高、放下、連續的、間斷的、搖的、打的、上下的、前後的、停止等等。接下來換下一位長者引導，讓大家跟著學，依序輪流到最後一位完成爲止。此項活動可以訓練長者聽力、反應能力、腦與手眼協調能力，同時讓唱歌更有變化和挑戰性。請注意長者的動作較慢，需要給予時間、尊重與接納，最好由簡單開始，慢慢進入複雜。

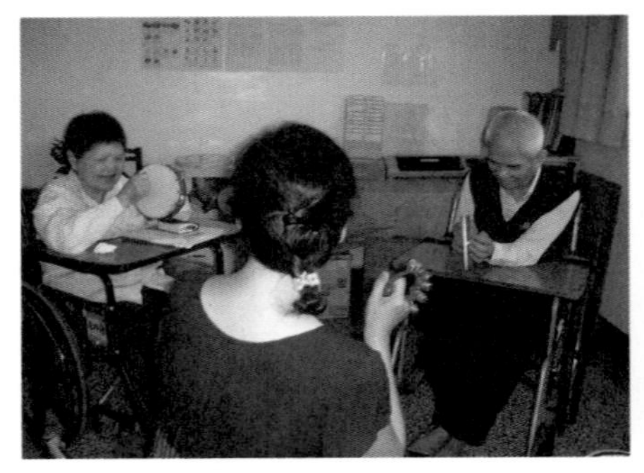

圖五　治療師拍打樂器讓大家跟隨

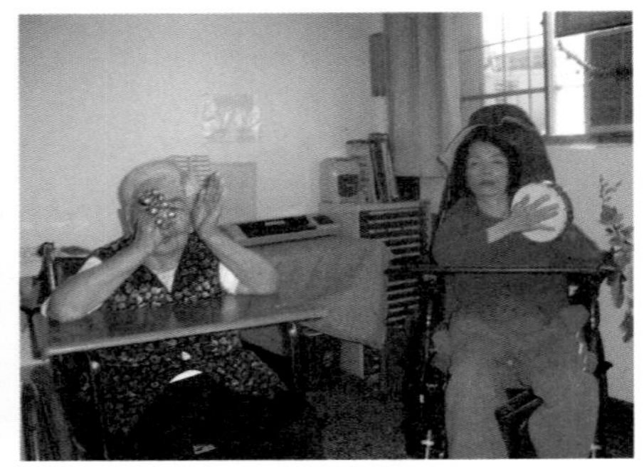

圖六　視情況提醒步驟或節拍（先進行1拍，再加半拍節奏）

例如：A組　拍拍拍　拍拍　拍拍拍　拍拍（有底線是半拍，沒底線是一拍）

拍拍　拍拍拍　拍拍　拍拍拍

B組　VV　VVV　VV　VVV

VVV　VV　VVV　VV

C組　等熟悉後，接下去可配合唸唱國臺語歌謠

VV　VVVV　VV　VVVV　VV　VVVVV

祝你 生日快樂　祝你　生日快樂　祝你　天天快樂

生日快樂可以改成健健康康或平平安安，讓大家腦力激盪，創造新點子。

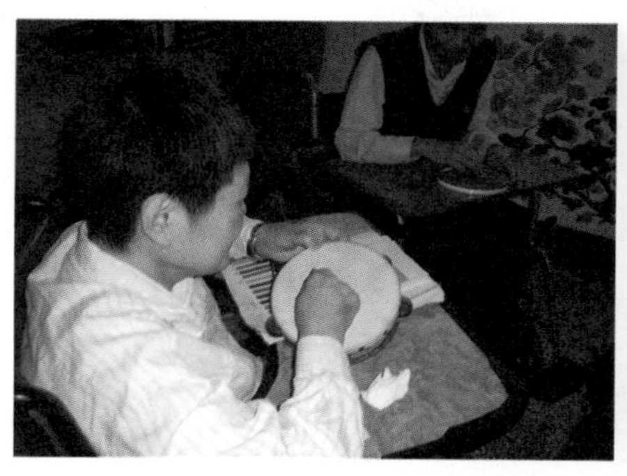

圖七　先由一位長者拍打樂器節奏讓大家跟隨

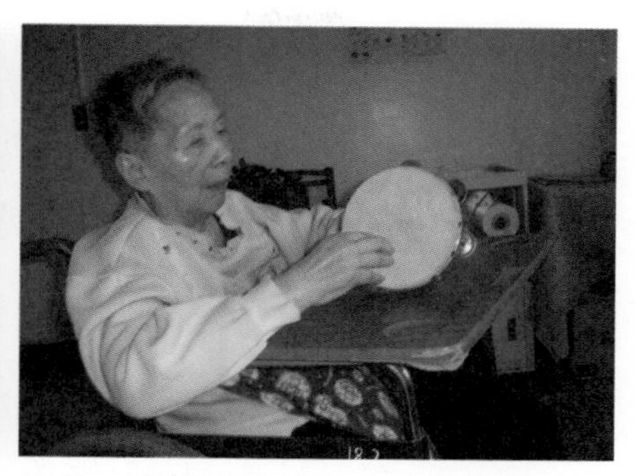

圖八　再輪流由第二位長者帶領大家跟隨

7. 肢體大節奏：使用完樂器打節奏後，可以介紹肢體也能當樂器，例如拍手、拍肩膀、拉耳朵、拍拍頭、摸摸臉、摸摸鼻子、拍拍膝蓋和踏踏腳等變化。進行時可以當作手勢遊戲，也是一項運動。治療師先開始拍手幾下後再變化動作，讓長者跟著學，之後每個人輪流帶領自由創作肢體活動。此項活動可以促進腦與肢體協調，並感覺輕鬆好玩。

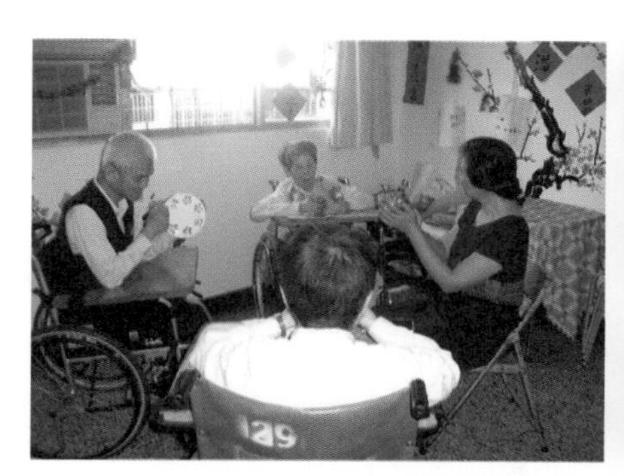

圖九　治療師先用手和肢體做節拍練習，請大家跟著做

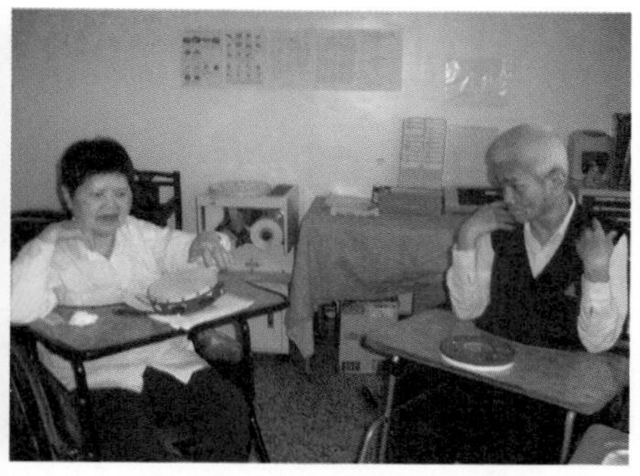

圖十　再請長者自由創作身體節拍和動作，請大家跟著做

其次，讓長者用心聆聽不同的音樂，如：臺語詩歌——輕輕聽，讓長者感受自己的生命是被保護而不是被放生。放生一詞是一位伯伯形容被家人遺棄的代名詞，並非是一些信徒將生物放回大自然獲得自由與生存權。往往在療養院裡會發現許多長者不被家屬重視，常常等不到家人的關懷猶如被棄養一樣，逐漸產生消極放棄的心態，猶如等死罷了。另一方面，由於治療師的供應與療程也是有限的，因此透過積極撫育心靈的詩歌，讓長者聽聽被造物主保護的音樂，能使靈魂有所依歸，特別具有永恆的意義。

8. 大自然音樂與冥想：安排在花園裡進行活動，先引起長者對大自然的感受，並且表達在花園裡所看到、聽到、聞到等心情。例如：看到蝴蝶、蜜蜂、鳥叫聲、車聲、說話聲、潺潺的流水聲、微風很舒服、陽光很燦爛、水中魚兒游來游去等。接下來請大家將眼睛閉上，安靜地聆聽大自然音樂的溪水聲，幾分鐘後若有感受時可張開眼睛，互相分享對溪水聲的聯想與感受，或是覺得像瀑布、在遊樂園玩，或是沒感覺等，都是被尊重與接納的。接下來可以將心情畫出來，進一步深入內心世界，用非語言方式表達出來。

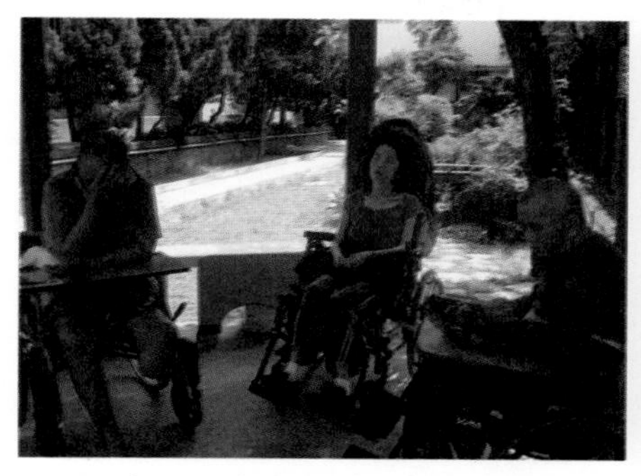

圖十一　在花園進行冥想活動

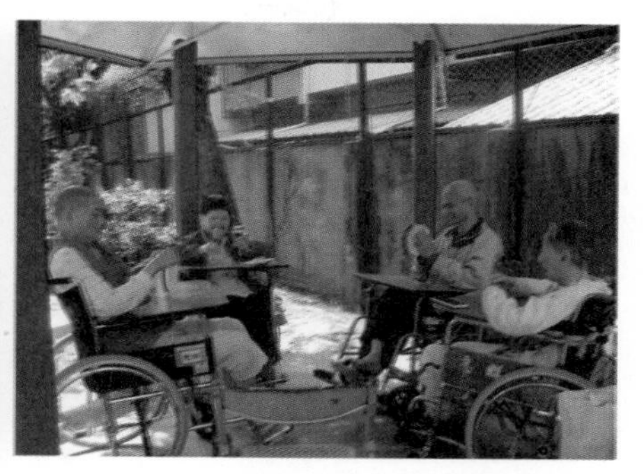

圖十二　在花園進行唱歌打擊樂器

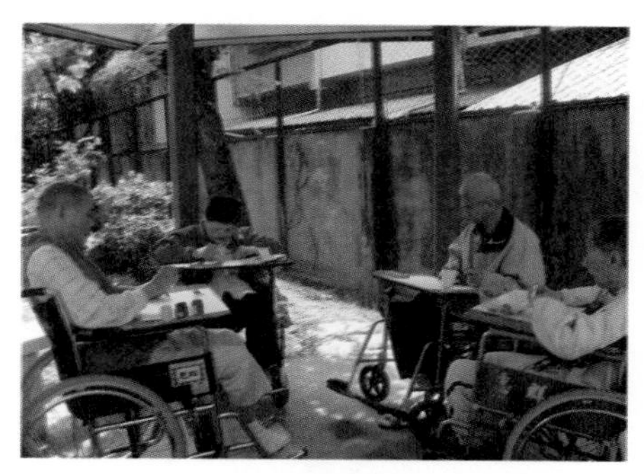

圖十三　在花園進行進行畫畫

9. 象徵性表達的「與布互動」活動：一些長者坐輪椅無法站起來走、跑、跳和移動，但是可以運用雙手與布一起互動，依據自己的想像力，將對溪水、雲、瀑布感受表達出來，或快，或慢等，都是被尊重與接納。尤其是身體有障礙的長者，可能只能用一隻手，或因爲關節退化無法擺動得很明顯，此時需要肯定與讚賞其願意表現的精神。此項活動能幫助長者提升身心靈與大自然的連結，走向內心世界的想像與自由，感受到生命的具體感與美好，精神能超越物質與肢體

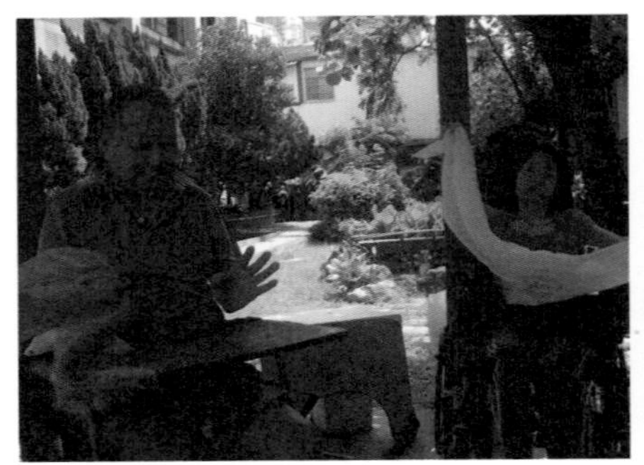
圖十四　與布互動——水

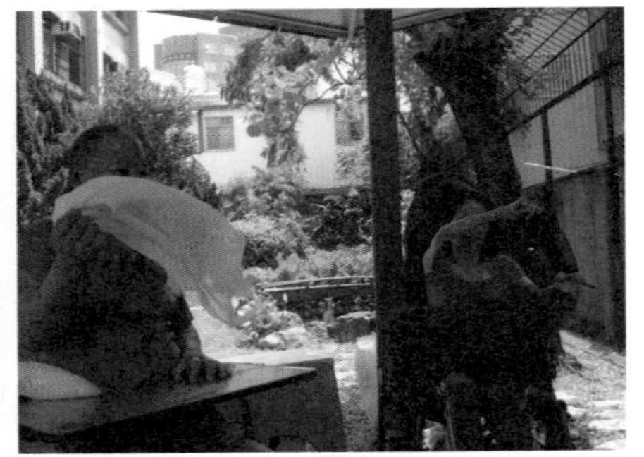
圖十五　與布互動——風

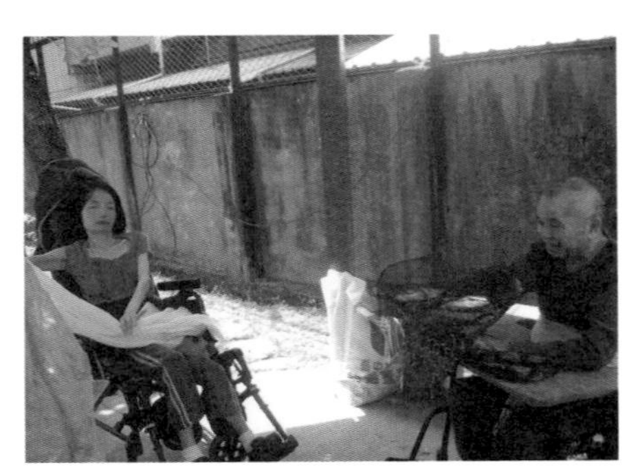
圖十六　與布互動——雲

障礙而達到昇華的境界。

10. 玩打氣球：遊戲是人類最初建立人際互動的基礎，亦是滿足幼兒天生愛玩的本質。遊戲能幫助放鬆心情，回歸赤子之心，彼此打球時能建立感情和默契，減低和消除防衛、焦慮的心態，時而嬉笑、時而打氣或說漏氣的風趣話來提升彼此的幽默感，此活動往往能幫助長者變得更開心和喜悅。

長者先圍成圈圈，輕輕拍即可讓氣球飄起來，一方面注意不會把氣球打破，氣球隨著長者拍打的力道或高或低，或快或慢，能訓練長者的反應能力，以及準確打到球的意志力，往往能激勵長者活躍的心態，生活變得積極有朝氣。打氣球也是一項運動，能幫助長者活動手部關節和增進手腦並用，預防腦部失智的危機。治療師可以一起參與並且積極地加油打氣，有些長者會愈來愈投入並說BB打到了，或AA沒打到、QQ加油、KK漏油等，幽默一下也不傷感情，且能建立起彼此間的默契。

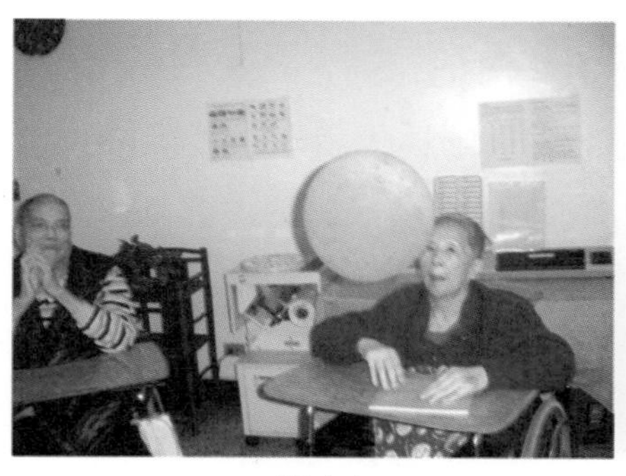

圖十七

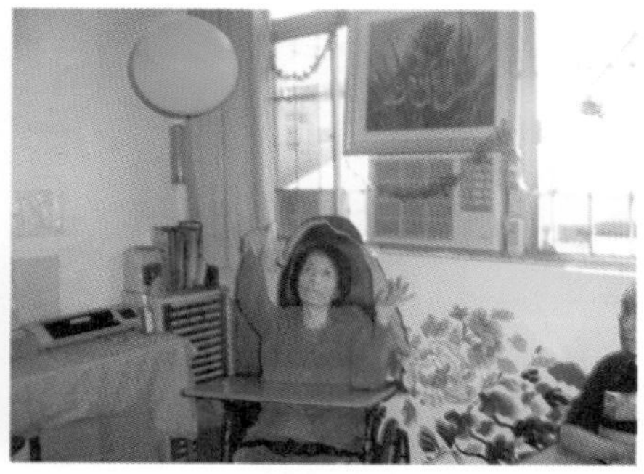

圖十八

進行拍氣球遊戲若有腳可以活動者，亦可用腳踢球

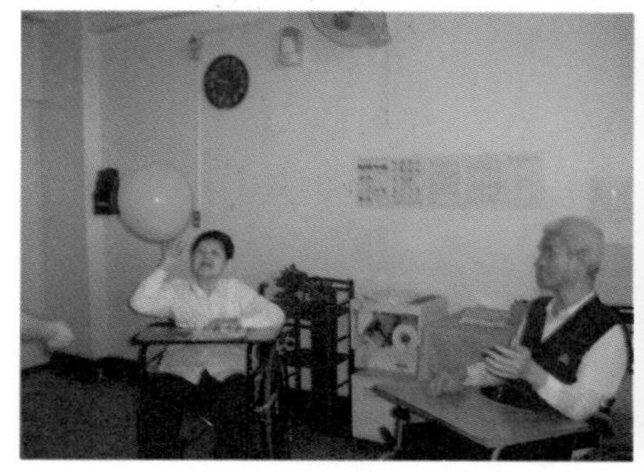

圖十九

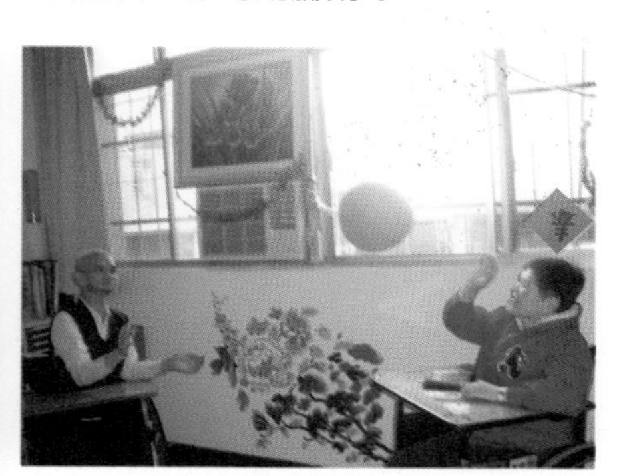

圖二十

若有長者力氣不夠無法打出去可以在旁協助

11.打保齡球活動：打保齡球時先將長者距離安排好，需要與保齡球保持一些距離，長者才能看到球的位置。打球時給長者柔軟的小皮球，請長者輪流一個打完後再換下一個，可能一次打倒1個或是全部，接下去的人可以接續把球打倒。這項訓練可以訓練長者專注力和鬥志，因爲球的距離可以依據長者狀況或近或遠，若是長者比較虛弱，必須鼓勵其將球丟出去，可以一再練習，直到打到爲止，不要露出失望或沮喪的神情，要以肯定與加油口氣，激勵長者拿出嘗試的精神，不怕失敗或被笑。結束時可以大家互相拍手，彼此鼓勵肯定。

此項活動可以事先蒐集寶特瓶當保齡球，再用皮球來玩，大家輪流玩或設計2組比賽，可以激發奮勇精神，亦可以抒發情緒和過多的體力。如果一次打倒，可以頒發獎狀一張或獎品一份做爲鼓勵。

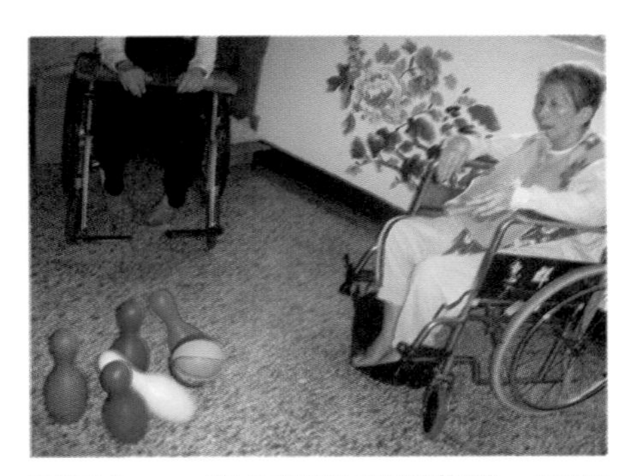

圖二十一　進行打保齡球遊戲，需要注意球的輕重大小須符合長者體力

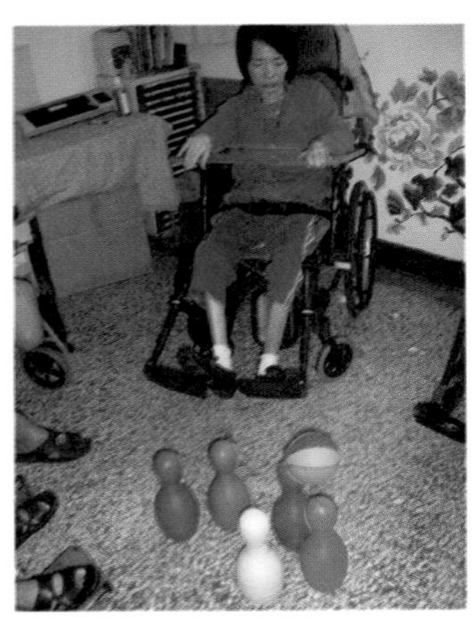

圖二十二　保齡球的距離要適中，太近或太遠都會因視覺與肢體緣故打不到

12. 繪畫創作、陶土、立體雕塑等活動：藝術創作對許多長者來說是一項新鮮的活動，常常聽到長者說不會畫畫而拒絕，因此一開始可以利用過期報章雜誌，每位長者有一本雜誌或幾張彩色圖片，讓他們剪下喜歡的圖片再貼在圖紙上，貼完後請他們說出印象最深刻的圖，分享人生經驗與感受。進一步可以提供畫筆，讓長者貼完後畫上自己創意的圖形，或是人、房子、花等等。幫助長者逐漸建立對創作的信心和興趣。

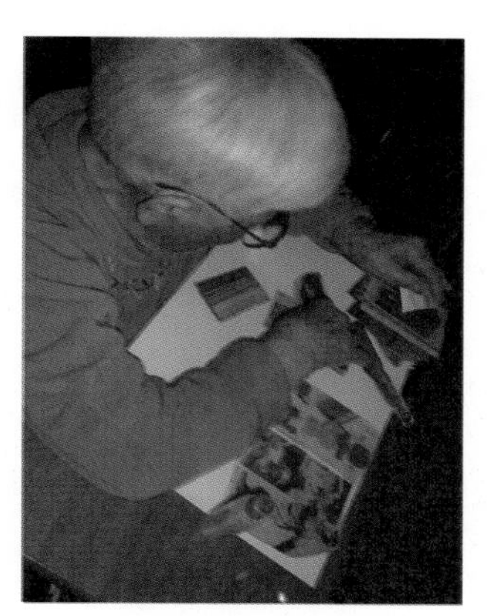

圖二十三　剪貼畫

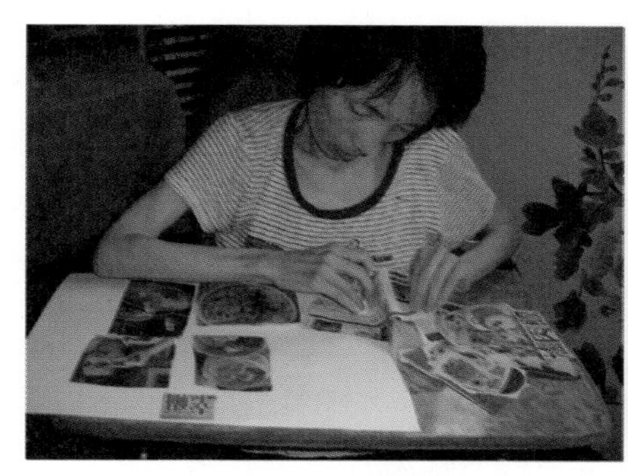

圖二十四　剪貼畫

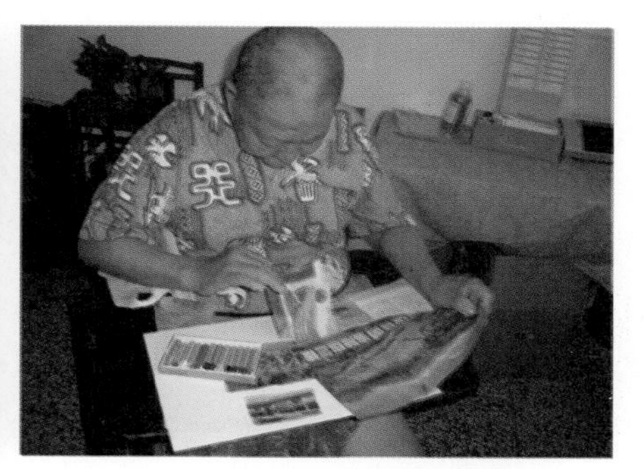

圖二十五　剪貼畫加畫畫

經過幾次剪貼畫練習後，可以加入畫畫活動，依據長者動作能力而調整繪畫的材料。例如一隻手不便的長者可以用大畫筆和與桌面大小一致的畫紙，將瓶裝彩色顏料擺放在桌面上，讓長者自行選取顏色畫畫。畫畫前可以先提示畫畫不是比畫得漂不漂亮，而是畫自己喜歡的、畫自己的感受、畫自己現在的想法、以前的一些人事物或是對未來的期待等等。治療師可以先示範材料的用法和畫法，但仍需要提供長者自由畫畫的方式，例如長者一直畫圈圈，此時可以鼓勵用不同顏色畫畫和畫大小不同的圈圈等，以創作各種圖像。畫畫時不必干擾，但可以適時與每位長者個別對話，依個別情形互動，讓長者感受到被關懷。

水彩畫可以幫助長者自由揮灑不必考慮小細節，治療師可以觀察線條與顏色互動時產生的變化，水彩畫可以幫助抒發情緒，並感受筆觸間揮灑的快感，能沉澱情緒的雜質並使內在復甦。

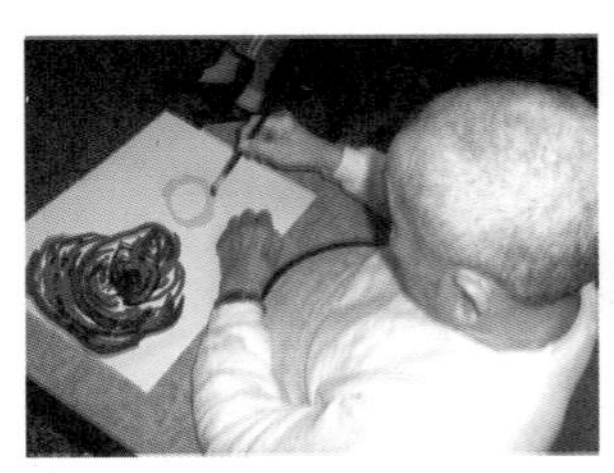

圖二十六

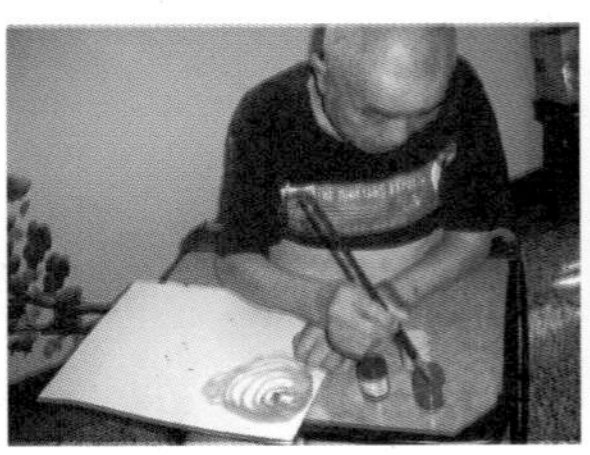

圖二十七

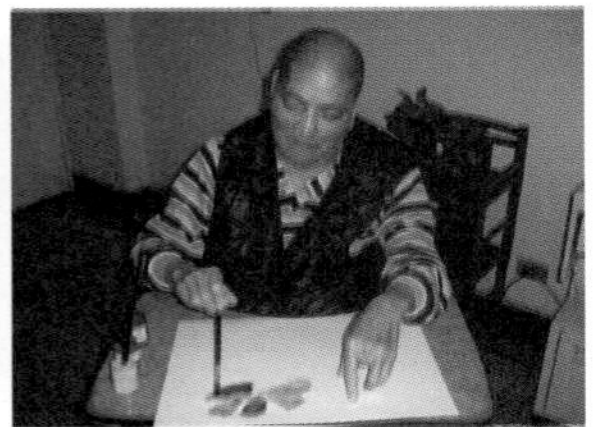

圖二十八

畫畫時依據個人能力與需要提供水彩

彩色筆畫是長者喜歡的材料之一，其優點是比較好控制。有寫字經驗的長者往往能使用彩色筆畫出簡單或複雜圖像；有的喜歡鮮豔的顏色、有的則喜歡素色，都是展現每個人不同的風格與個性。彩色筆的顏色很豐富，可以展現心中的想法與感受。

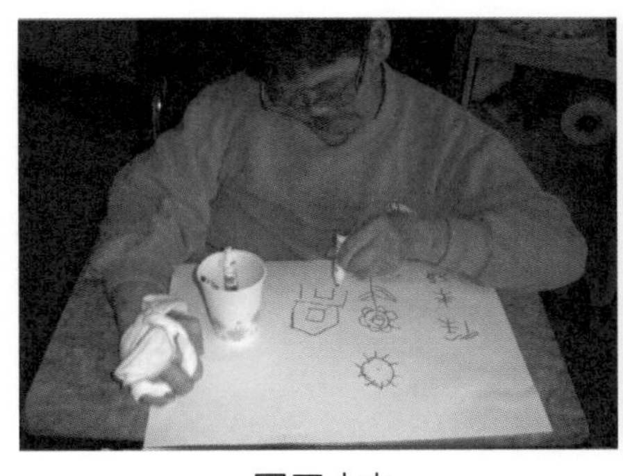

圖二十九　　圖三十

彩色筆畫

陶土工能幫助長者手關節和小肌肉運動，例如搓、壓、拉、捏、捶、打等等，使手的大小肌肉達到運動效果。創作時能將平面的圖像變成具體和立體圖形，能其使感受具象化，讓潛意識提升到意識層面、想法與現實感更加貼切。長者會想起小時候玩的捏麵人，引導回想起童年美好時光的記憶。

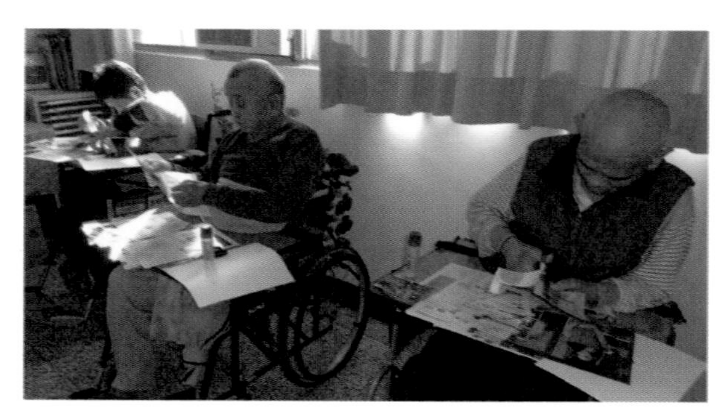

圖三十一　團體進行剪貼與畫畫

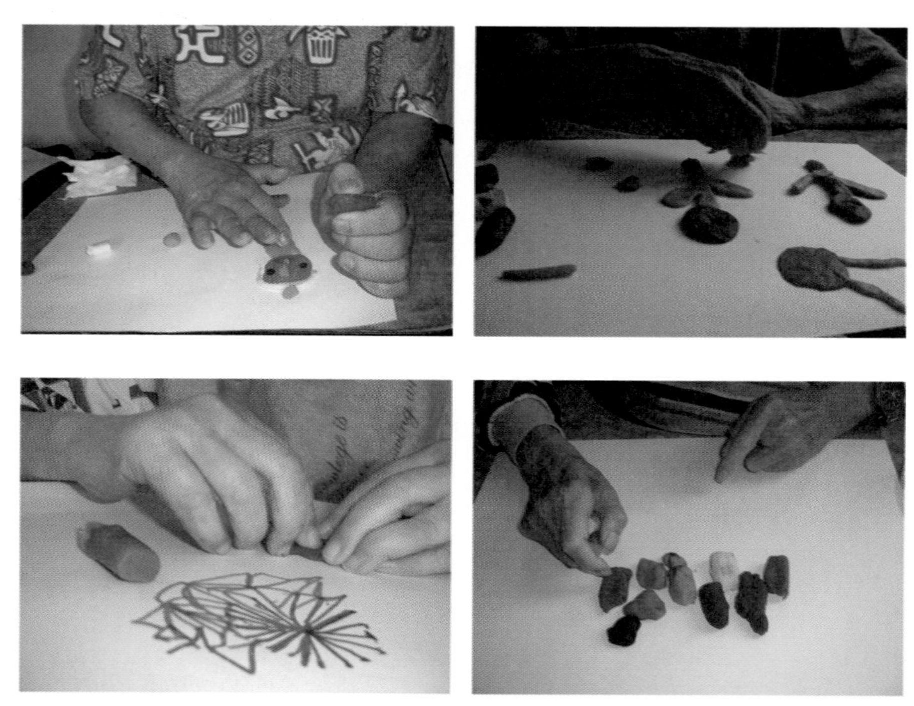

圖三十二　泥膠陶土工

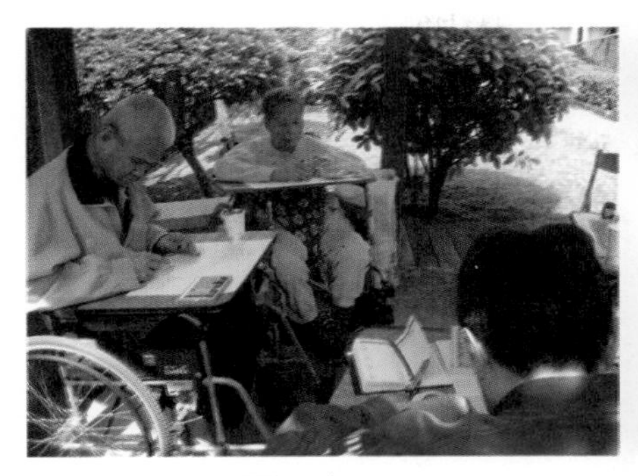

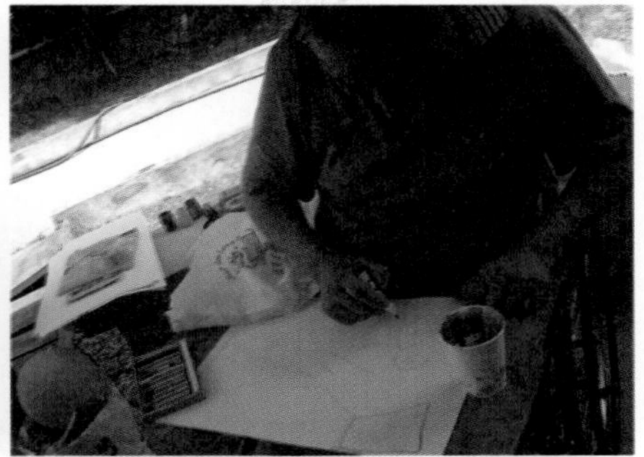

圖三十三　　　　圖三十四

在花園進行畫畫

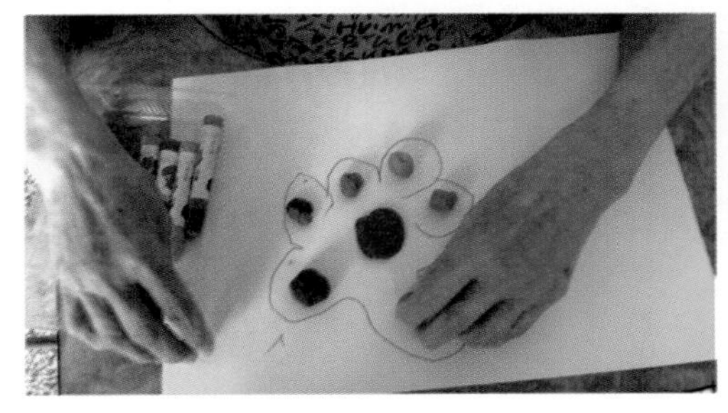

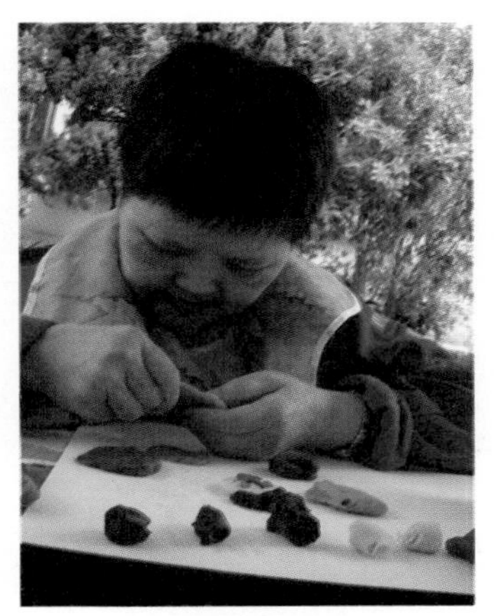

圖三十五　　　　圖三十六

在花園進行陶土工

13. 畫冊欣賞：當長者覺得累或不想畫畫時，可以提供畫冊欣賞，此時也是閱讀滋潤心靈的良藥。書是人類最好的朋友，不同畫冊有不同圖畫，千變萬化，能刺激想像力和培養賞析圖像的能力，也可讓長者享受一段寧靜獨處的時光。治療師也可以與其一起欣賞，並聆聽長者對圖像的感受。例如：機構中有本癌症病人福利基金會出版的畫冊，裡面介紹的畫家和畫作，有許多是表達心情與感觸的傑作，能讓伯伯、婆婆發表心情，或是同理或是讚賞。一位婆婆的鴨子創作，即是從欣賞畫冊得來的靈感。

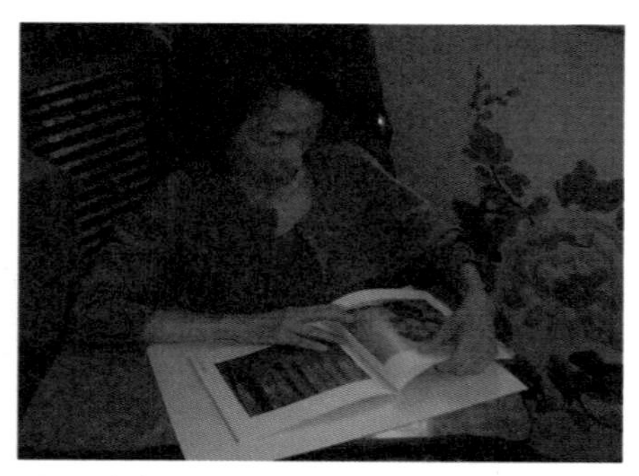

圖三十七　休息一下閱讀與欣賞畫冊

14. 作品欣賞與分享：每次創作完皆可讓每位長者分享對自己和他人圖像的感受，並非比較或批評好壞，而是讓長者有分享發表的機會，畢竟在日常生活中因為時間和工作人員忙碌的關係，或許家人也很少來探訪，因此，分享活動是讓長者感到被尊重的重要程序，不可忽視。治療師可以問長者：「這幅畫讓你聯想到什麼？」再一一詢問每位長者對於這張圖畫的感覺是什麼？像什麼？因為每個人對圖像投射所產生的意思不一樣。因此，聽聽不同看法、想法也能幫助大家敞開心胸，並認識彼此。

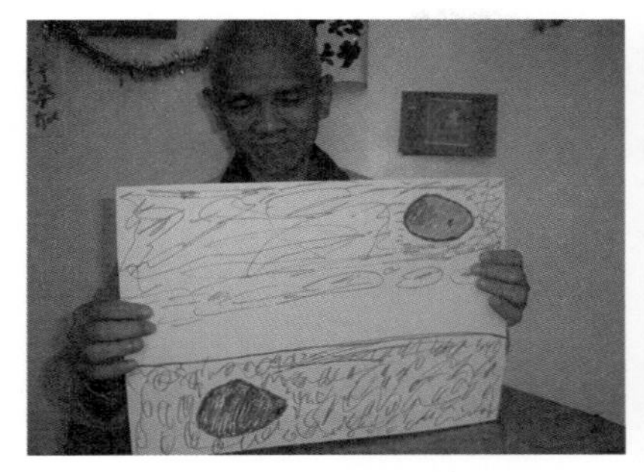

圖三十八　我的作品 地洞 天洞

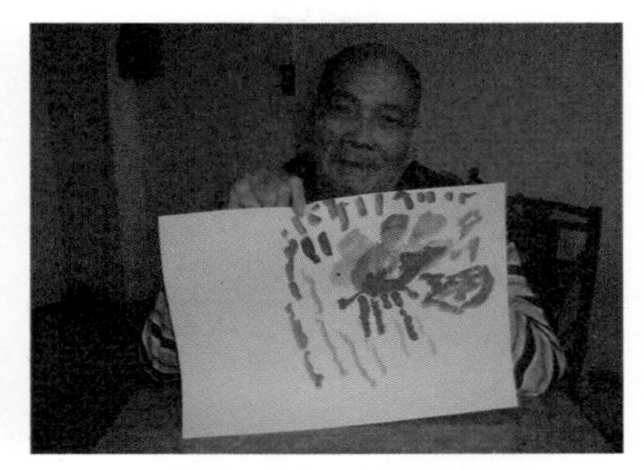

圖三十九　太極

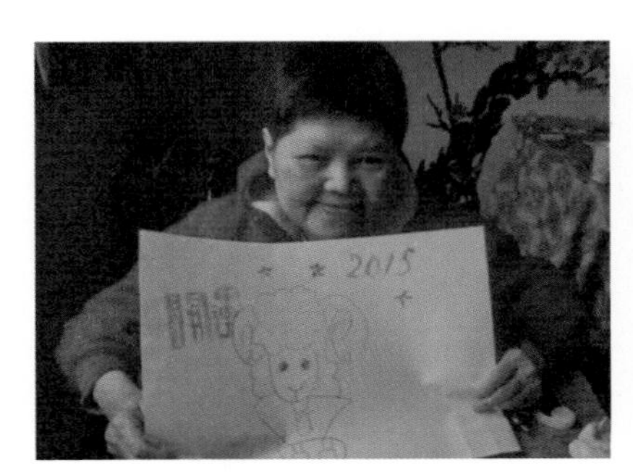

圖四十　2015

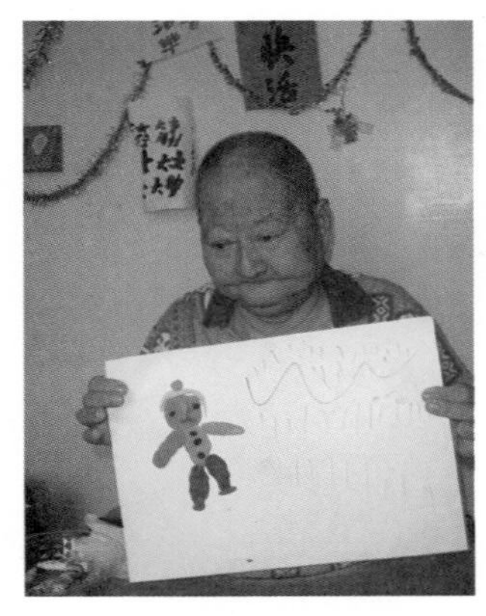

圖四十一　我

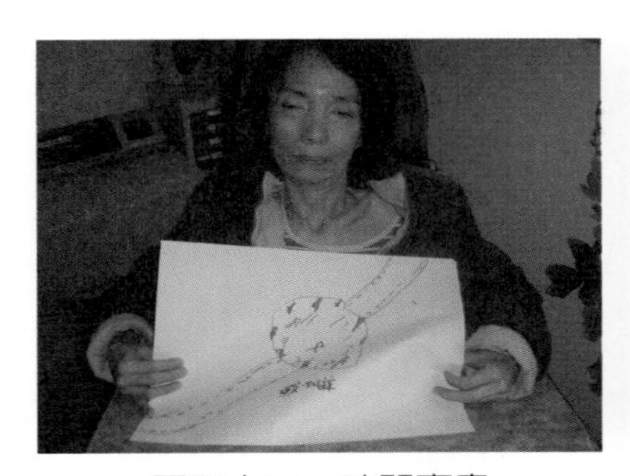

圖四十二　時間寶貴

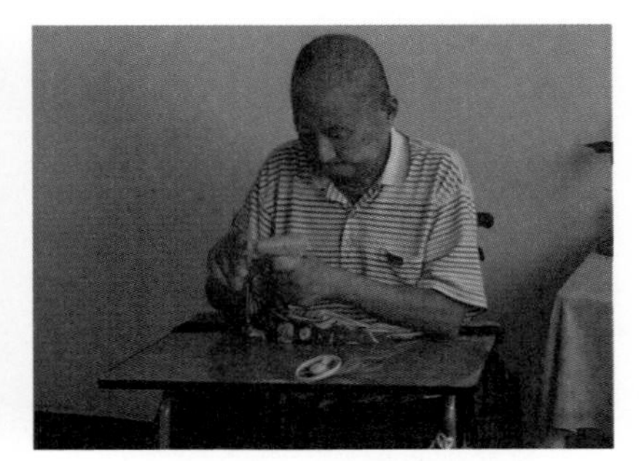

圖四十三　玩標槍

15.配合長者需要的其他活動：例如玩象棋、跳棋、圍棋、西洋棋、積木、撲克牌、兒時童玩、飛鏢、打陀螺、釣魚、水槍等。

十七、個案研究

筆者的藝術治療乃是以人本的案主中心爲基礎（Rogers, 1902-1987），是基於對人性的尊重，依據個案的獨特性進行長者藝術治療。治療過程的原則是，提供長者無條件的愛、積極傾聽、支持、同理心、安全、不批評與溫暖的氣氛。長者藝術治療的目的是以「表達」爲主，而非深入分析精神和潛意識，雖然每位長者有未竟之事需要深入探討，然而心理治療已經自然地融化在過程之中。長者參加藝術治療活動的目的是幫助長者預防失智症、舒緩失智症的症狀、提升社會性功能、抒發情緒、提升自尊心、增進人際與溝通的能力、身心障礙獲得療癒等，因爲每位長者的身心狀況不同，因此所展現的藝術創作形式也不同，其目的是分享長者在創作過程與從創作中抒發的一些感受與想法。希望讀者能用心體會長者的內心世界，而非判斷作品好壞，因爲對於許多從未上過美術課、罹患失智症初期或已經罹患失智症的長者而言，能參與團體活動和融入創作與活動，是一件非常值得讚賞的事。這些爺爺、奶奶、伯伯、婆婆因爲身心障礙而坐輪椅，但進行活動時並沒有遇到困難。

個案1：比翼雙飛

爺爺、奶奶是一對夫妻，年齡已屆90，雙雙罹患不同程度的失智症，最近爺爺常常有情緒障礙，晚上會干擾他人，所以轉介到藝術治療。剛開始是個別治療，但爺爺提起家人的名字，所以請奶奶也一起進行治療活動。奶奶一直都很淡定、溫和，沒有任何需要介入的需求，為了讓爺爺的情緒更穩定與強化心理上的歸屬感，所以安排夫妻共同進行藝術創作。

寫書法：爺爺喜歡寫書法，因爲退休之前在學校當老師，常常爲學校寫書法，只要一支筆和一張紙，爺爺就能自動自發地寫下心中的感受與想法。作品裡表現出爺爺正正當當、追求整體和諧快樂的人格特質，他常常分享人與人之間要和平相處，子女與父母要彼此溝通相愛，老師要幫助學生，對國家也要盡職，對得起良心。

人人有好心
真是好青年
愛人又愛己
人人說好人

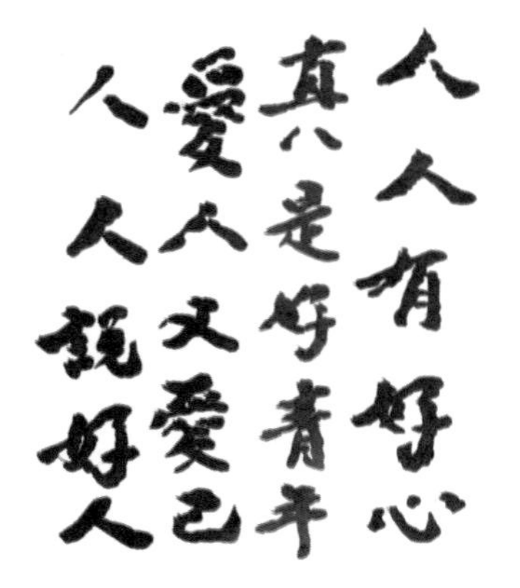

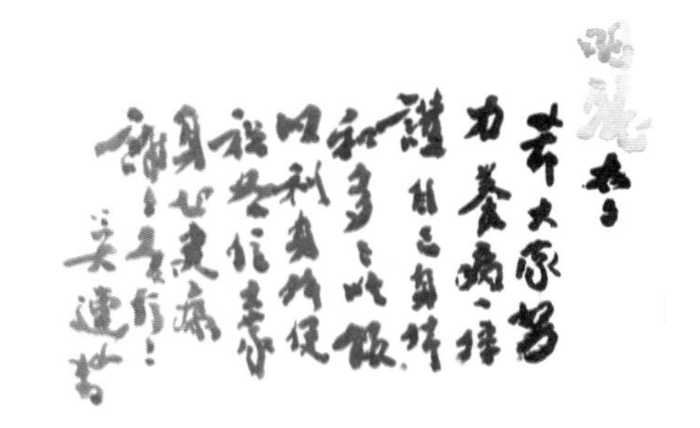

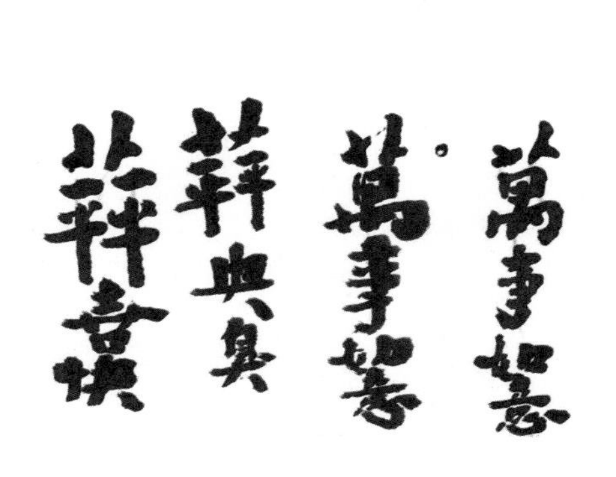

過年快到了，配合新春節慶，爺爺發揮創意寫了好幾張春聯當作室內裝飾，每當職員與成員看見這些作品時，都會忍不住地讚美爺爺的好技能，而他的認知功能與情緒也漸漸穩定，時常看見他的笑容。

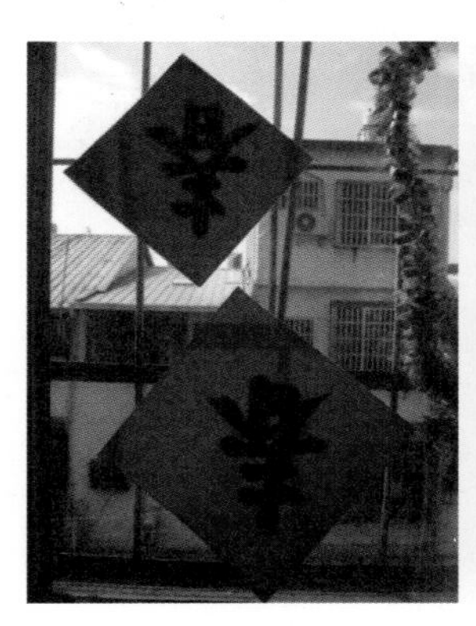

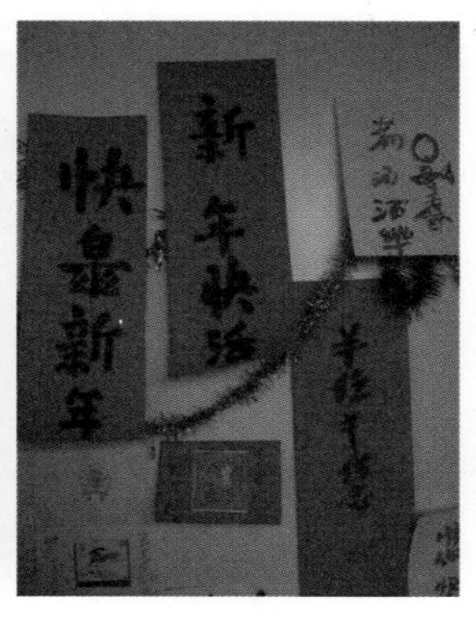

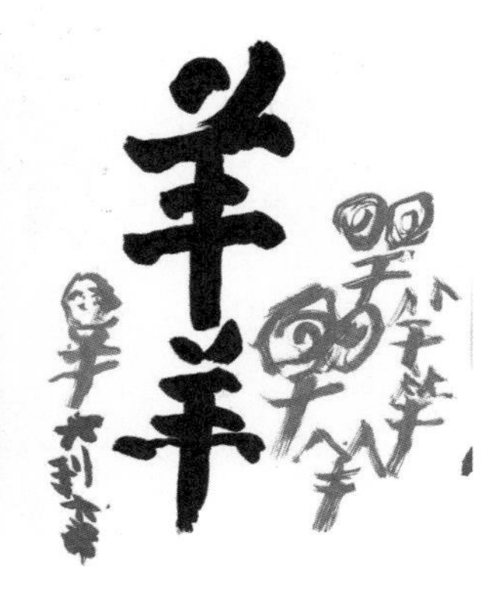

奶奶喜歡畫水果、花、魚等等，往往能和爺爺一起創作，彼此產生共鳴。奶奶常常用畫魚表達對家人與自由的渴望，畫完一幅之後會

說：「這是大魚、這是小魚、這是媽媽、這是爸爸，他們要去大海裡玩。」然後請爺爺看一看，爺爺常常都是笑笑地讚美奶奶的畫，說畫得很好，然後繼續在上面加註自己的想法。

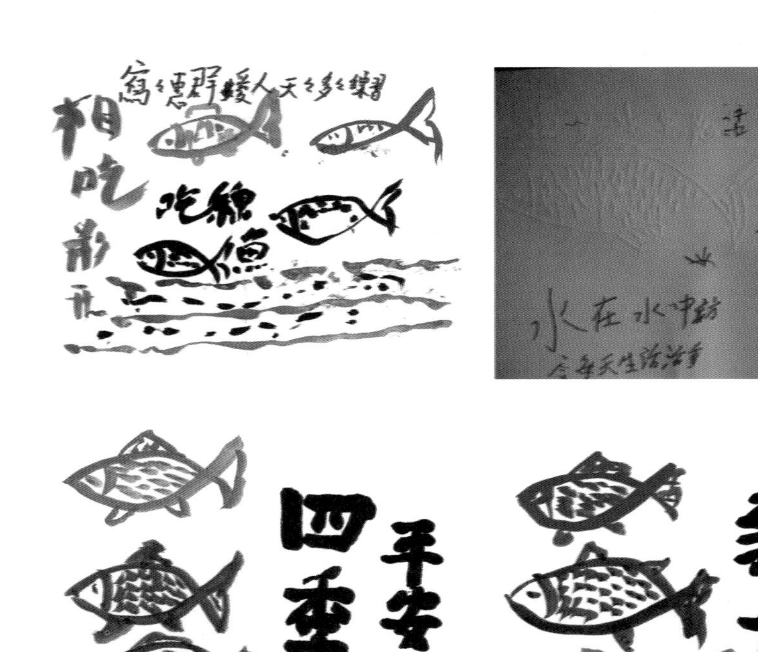

奶奶喜歡畫桃子，說要送給爺爺、兒子或是治療師，表達她內心的感情。

過年快到了，爺爺、奶奶一起創作羊年大吉大利的春聯，並說：「祝福大家新年快樂。」

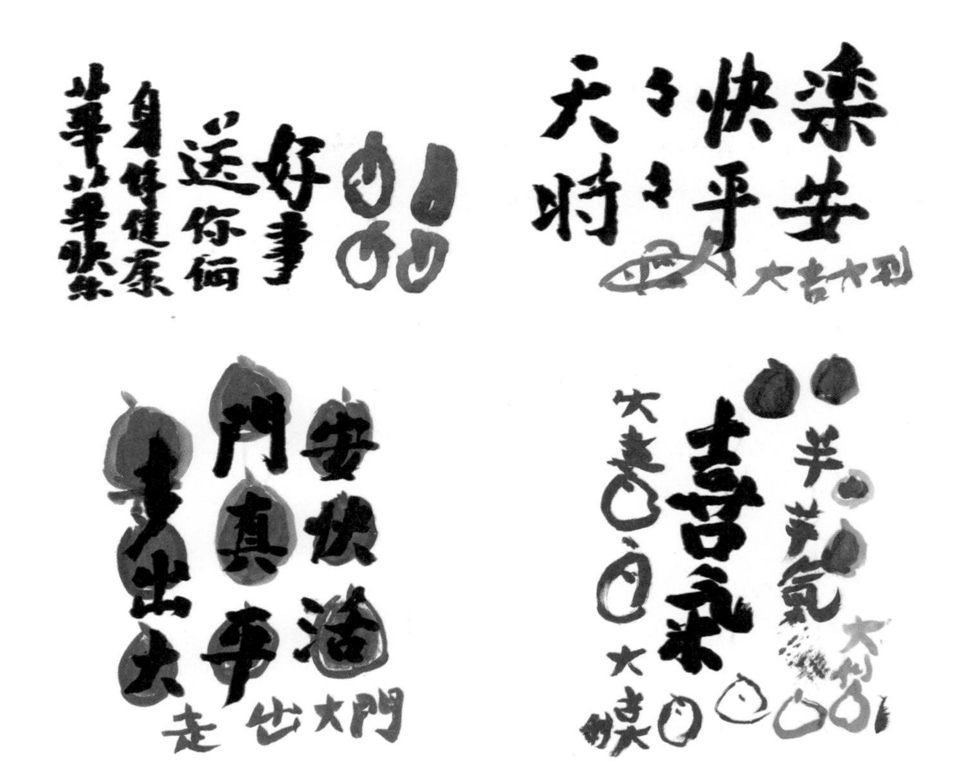

從社工人員的分享中發現，奶奶的認知功能有很顯著的進步，她過去對於人事物會混淆，現在對於自己的家人和名字都能寫出來、說出來，彼此的問話與交流都很清楚，看不出有失智的障礙。腦部與肢體的協調能力，從玩球、打球的活動中，也看到奶奶的健康狀況，每每都能對準目標，且因用力打到球而感到喜悅。奶奶常常說：「謝謝你。」因爲她知道身旁的人在關心她、幫助她，她內心有深刻的感恩之情。最近她用黏土做出花的造型，並說喜歡這張作品，與剛開始時的否定有所不同，現在更能接受自己的表現和獲得成就感。在最後一張的圖畫中，她說要送給我（治療師），相信我們彼此之間已經建立友好的關係。

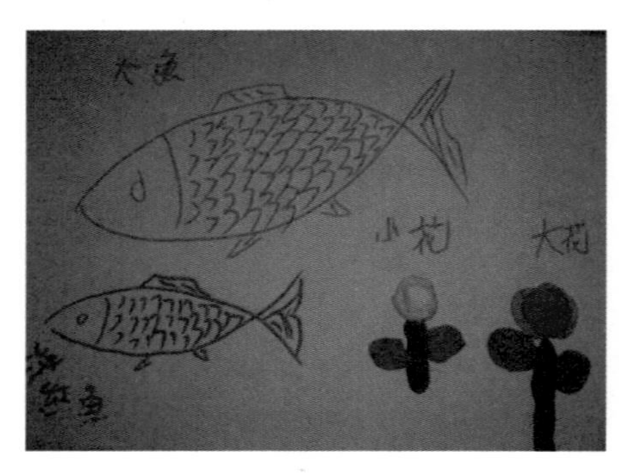

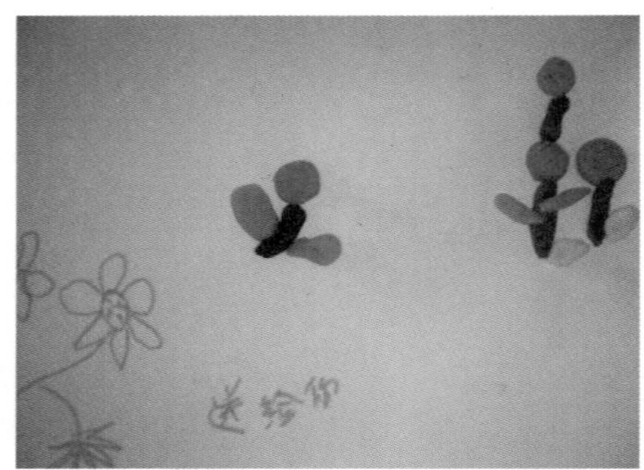

個案2：漸入佳境

奶奶已經80多歲，去年開始心智功能急速退化並有憂鬱症，她常常抱怨沒人關心她，認為既然沒人要，又何必活著。奶奶開始產生自殺的念頭，想從樓上跳下來一了百了，這些想法與舉動讓照護人員緊急將她轉介到藝術治療。一開始我以個別治療為主，讓奶奶獲得密集性的關注與陪伴，以抒發她鬱悶的心情。我們一起畫畫和欣賞畫冊，因為奶奶能認出壁上的梅花，並說：「那是誰畫的？很漂亮。」漸漸的，她也自己畫梅花，一開始我們一起畫，再漸漸讓她自己發揮。

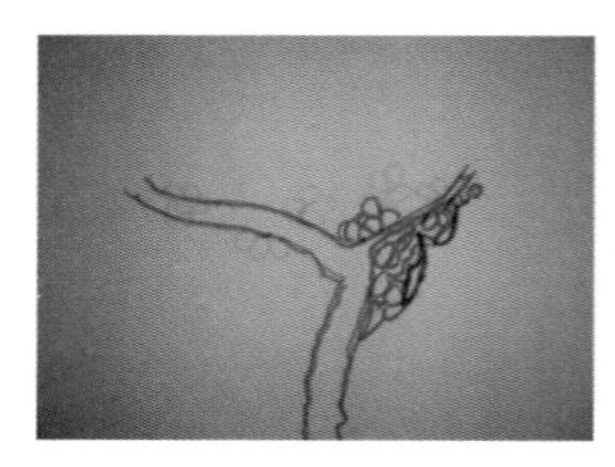

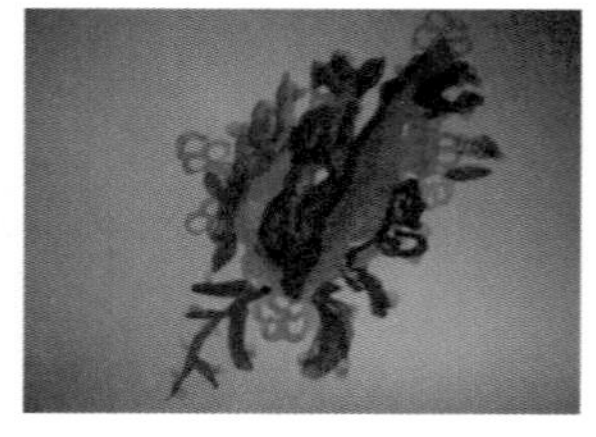

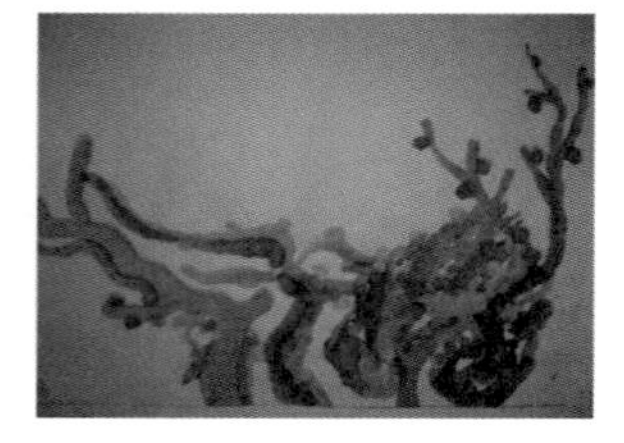

有一天奶奶說：我要去見護理長，我不明白奶奶是不是身體不舒服？我問她有什麼事？她說有話要跟護理長說，我立刻帶她去見護理長，10分鐘後護理長推她回來進行藝術治療。事後護理長說：「奶奶要開始接受復健了，這幾年她變得很消極，要放棄一切復健，與以前的她完全不同。」很顯然的，藝術治療能幫助奶奶度過危機而成爲轉機。年末時我們一起分享心情：「請問奶奶覺得今年印象最深刻的是什麼？」她說：「認識妳／治療師。」我深深感到自己被重視和被肯定，在這段陪伴的時光裡，其實只是短短幾個月，卻能讓奶奶有所轉變。

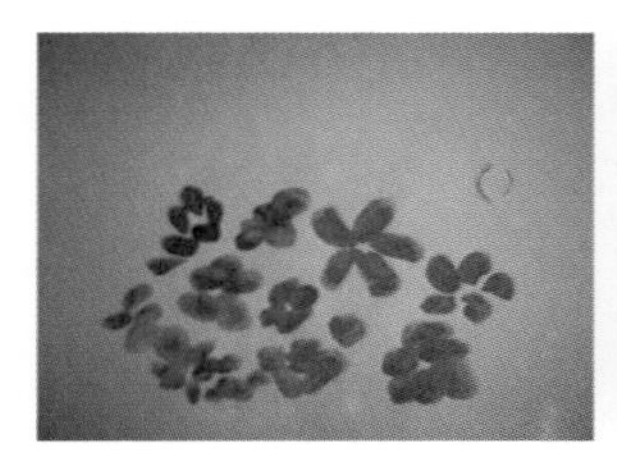
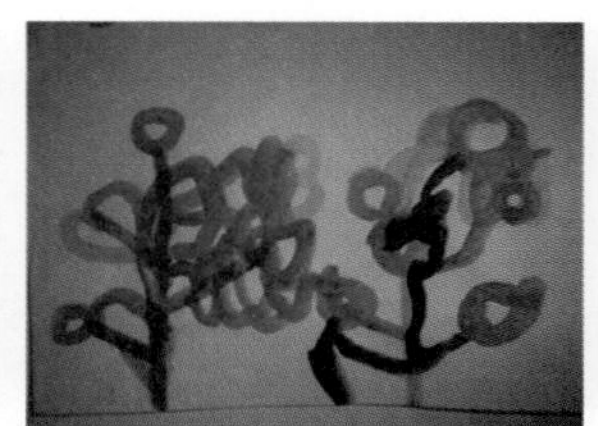
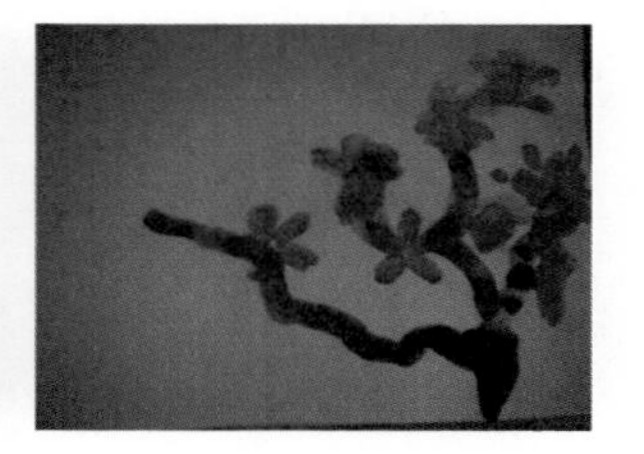

當她自殺的危機解除後，我安排她參加團體藝術治療，讓她獲得團體的支持並學習調適團體生活，因爲奶奶一直不想參加團體活動，現在是一個很好的機會。雖然一開始她說不習慣，但可以適時地調整時間，由短而長，讓團體彼此認識，奶奶也逐漸喜歡參加了。有一次一位爺爺住院幾天，奶奶開始關心起這位爺爺，在爺爺出院回來時，奶奶畫了一個蛋糕送給他，並表示歡迎與祝福。

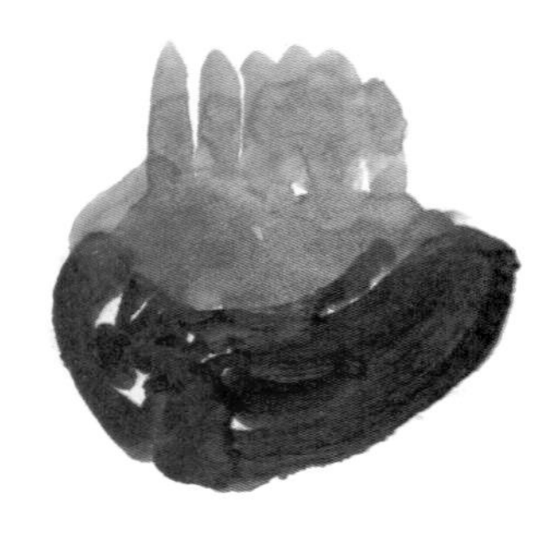

奶奶在團體活動中與大家一起唱歌打球和畫畫，她變得幽默能自我解嘲，有一次她畫完圖畫時，用臺語回答我說：「是『鴨啊！』」我們都笑出來了。

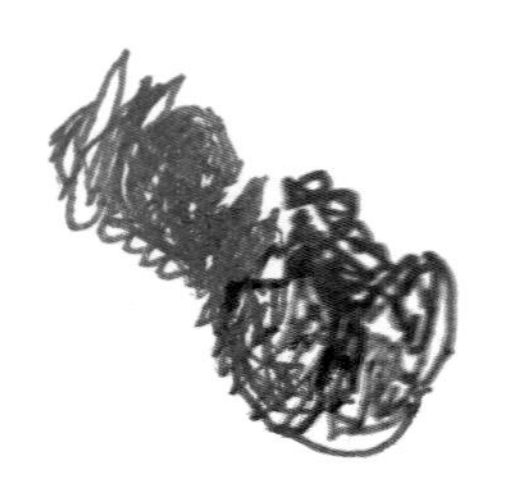

自從奶奶的心事有被了解與傾聽之後，常常能將心裡的話說出來，例如坐太久屁股痛、脖子痠痛，或是有人說話太大聲等等，都能及時獲得改善。奶奶現在能關心大家，並說只要大家快樂，她就快樂。或是有時候表示，有得吃就是幸福等等基本需求。事實上，奶奶的期待和渴望真的非常基本，就是心理上能獲得家人和他人的關心，與身體的照顧。奶奶最近的創意愈來愈豐富，每次欣賞畫冊完畢，她都能畫出自己的心得與想法，也能顯示出她對藝術的鑑賞眼光。龍是中華文化的精神象徵，飛機表示要從日本回來臺灣，過去奶奶曾經在日本留學，兩者都是表達經驗與歸屬感的心境。

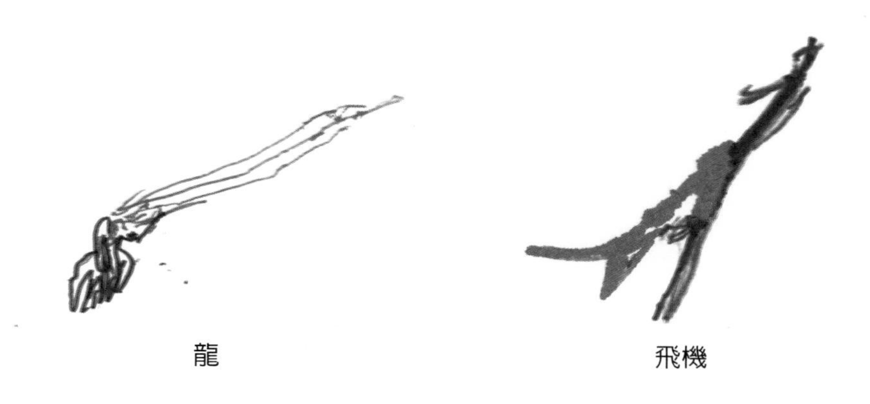

龍　　飛機

奶奶覺得自己的手像機械手無法活動自如，我幫她按摩，讓她感到舒緩，讓她能繼續創作下去。花、耳環與美女的圖像，都有很強烈的自我表達象徵。

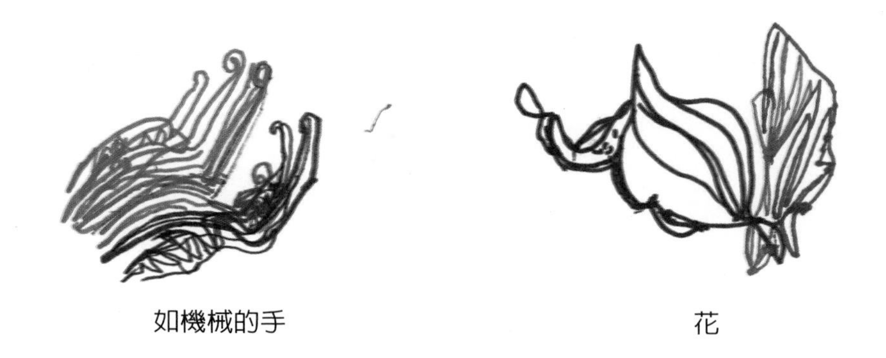

如機械的手　　花

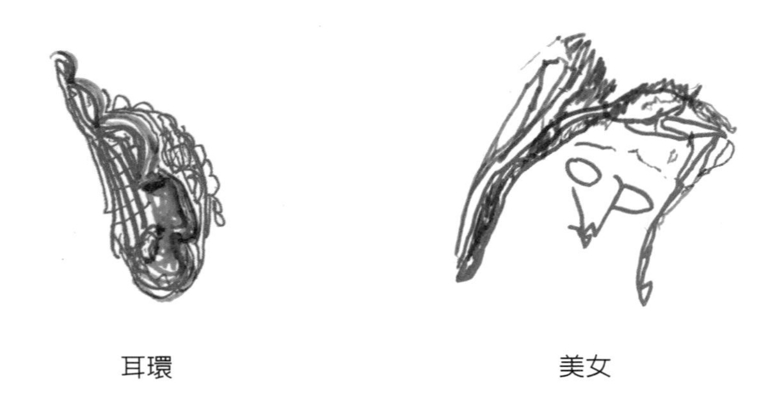

耳環　　　　美女

個案3：神遊意境

伯伯年紀約60多歲，自從家人發現他有精神分裂症後，陸續將他安置在機構中，伯伯個性安靜，沒有發生任何激動或不安的事件，他喜歡畫畫，往往能畫出心中神遊的意境與潛意識語言，圖像的表達很具獨特性，往往意味著他內在世界的獨立性與渴望。

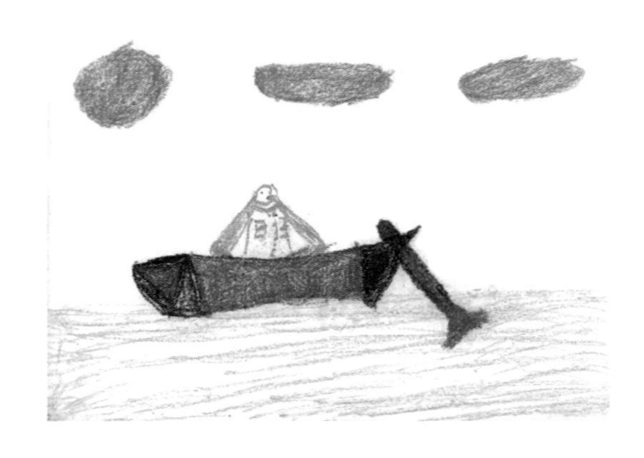

這張圖畫表達伯伯喜歡探險，他說有人在太平洋划船去探險。

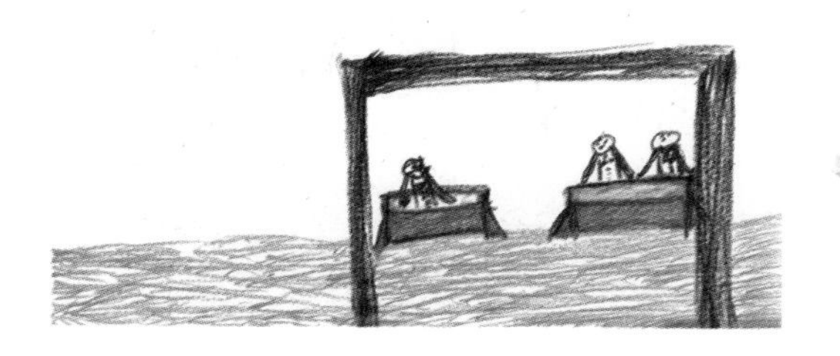

有2艘船在水上被框住，似乎象徵著經過一段藝術治療後，伯伯感覺有共同興趣或屬性的同伴，被保護或限制在一個地方划船。

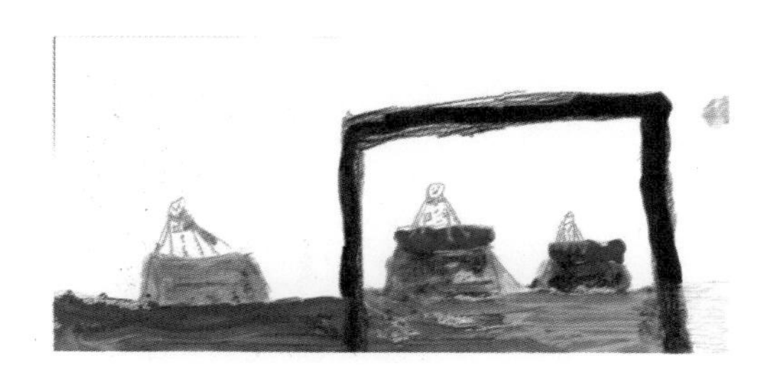

有3艘船，2艘是被限制住或被保護的，而另一艘是不受限制的。伯伯分享時神情都非常喜悅，他說有人住在船上，他們並不害怕，也不會迷失方向。

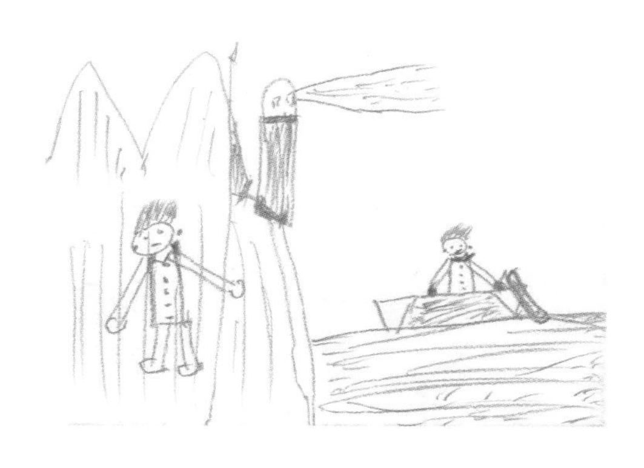

伯伯說有人在划船、有人在爬山，中間上方是燈塔，伯伯很清楚地將圖畫區分出水和山二部分，並且山上有座燈塔正在指引照亮前面的方向，似乎表示他有能力按照自己的興趣做自己的事情，而不會迷失方向。燈塔的光像是煙，人爬山的表情也有些呆板，但是他卻能自得其樂。

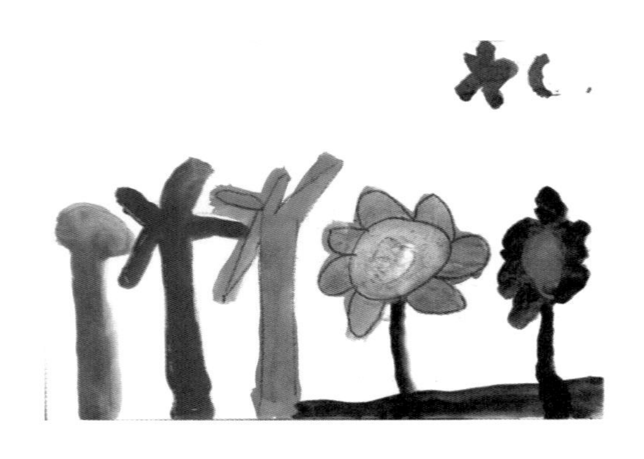

2朵大花、3棵大樹和天空的星星、月亮，特別是伯伯在剛開始參加活動時，畫的都是月亮和星星而非太陽或雲，似乎表達他陰柔的個性。

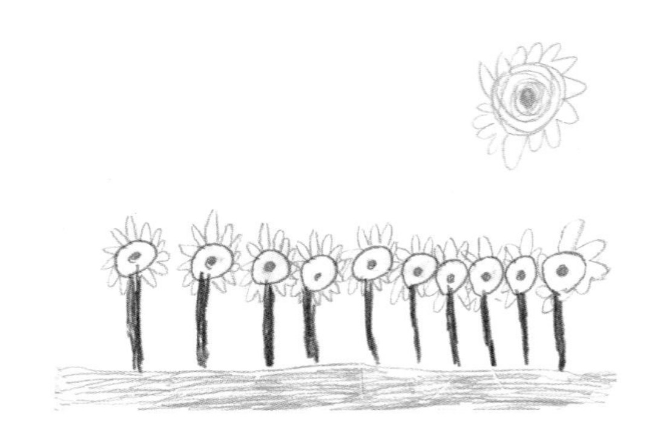

經過一段時間後，伯伯畫出整排的花非常有秩序地排開，上方有一個很亮麗的太陽，最近護士也分享伯伯變得非常主動，積極做好自己的事，不再處處依賴別人。一排花似乎象徵柔性化和喜歡整齊的性格。

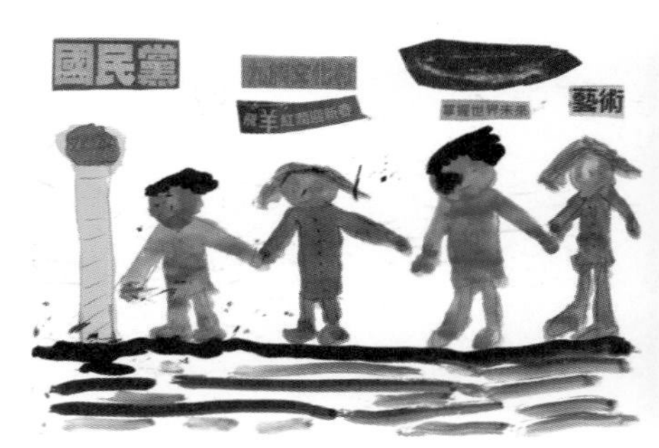

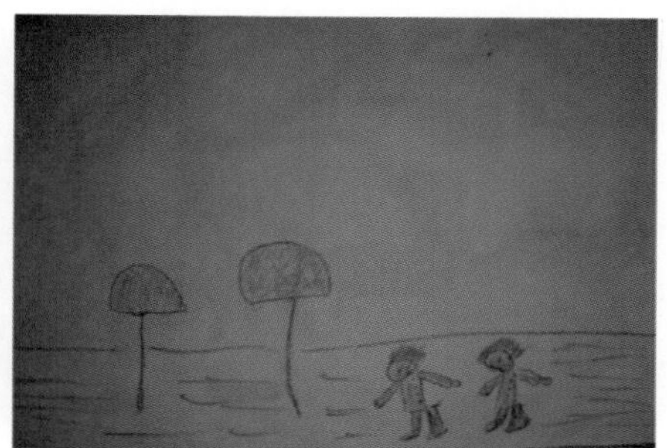

圖像是一對一對的情侶在海邊玩，伯伯從未結婚，也沒有交過女朋友，在他內心深處仍嚮往有伴侶的生活。左邊的樹似乎象徵陽剛的一面，有兩性方面的需求。

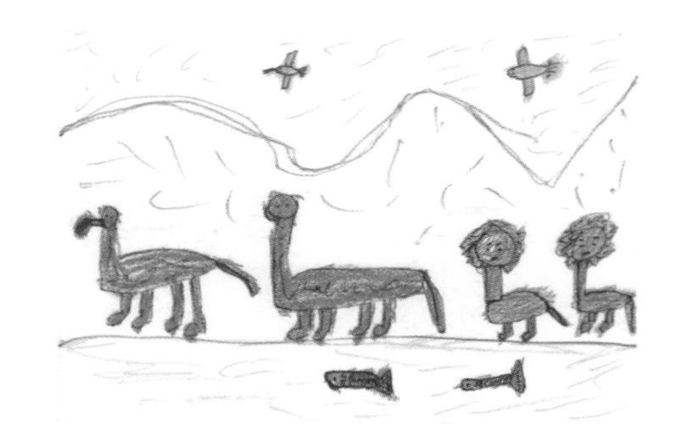

獅子、恐龍、鳥和魚都是一對一對的，生活背景像在洪荒時代，似乎象徵著生命的平等與和諧，當中有很豐富的內涵與兒童圖樣

式的樂趣。

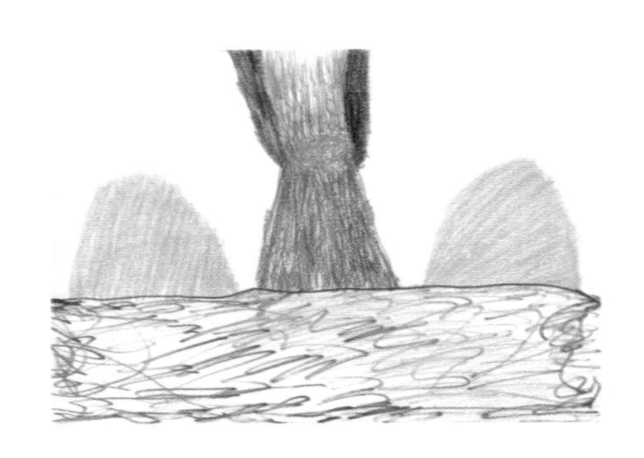

伯伯說在雜誌上看到火山爆發，但旁邊2座山沒有爆發，又說只要不靠近就沒有危險性。火山爆發是地球底部能量經過長久累積後所產生的爆發力，是威脅也是解放，但也造成更多生命的可能性，在有火山的地質，往往發現新的礦物質與生命。圖像似乎象徵伯伯內在潛力或情緒的爆發，噴火的兩旁有2條粗黑線條，似乎是限制與規範不可逾矩的範圍。這張圖像似乎隱喻著伯伯就算有情緒的發洩，亦不會傷害身邊的人。

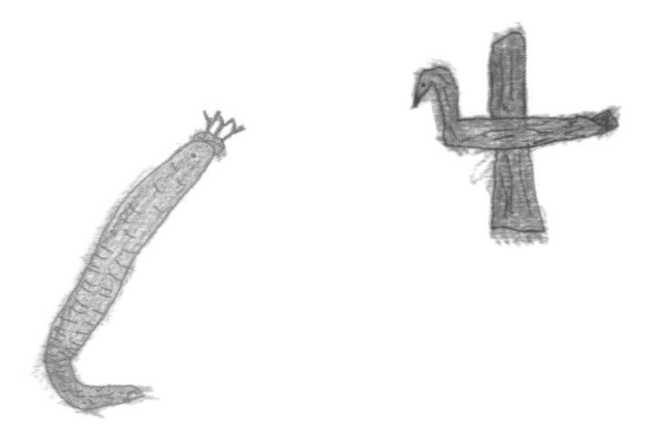

伯伯說左下方橘色是大蟒蛇，右上方藍色是鳥、是老鷹，他們和

平相處並且不互相排斥，但特別的地方是響尾蛇有3個舌頭，似乎象徵著攻擊鳥的架式。之間雖然保持一定的距離，但鳥似乎很快就接近大蟒蛇，其表情是鎮靜的。此時期，院長剛好提到伯伯最近的狀況，發現他的臉部表情呈現冷漠狀態且舌頭往外伸出，會自言自語與傻笑等，好像是精神病要爆發的前兆，但伯伯沒有傷害人的任何行爲，經過這段時間的觀察，伯伯又能保持正常了。

伯伯似乎了解藝術治療能幫助預先處理自己的情緒而使病情不會爆發，正如他說的很喜歡畫畫，常常能主動表達自己的需求和分享自己在畫中的想法，藝術治療能讓他發揮創意，提供與外界溝通的管道。

個案4：回轉小孩

婆婆年齡約65歲，罹患癲癇與輕度失智，但是能寫字、認字，並喜歡所有藝術活動，不論音樂、打球、還是畫畫，都能積極參與享受。她常說生活要快樂，並且時常把笑容掛在臉上。婆婆也常常分享心得就是要歡喜快樂，往往能把情緒感染給周圍的人。第一次畫畫時，她希望畫教堂，她說想畫卻畫不出來，尤其是東海大學著名的教堂，我請社工協助印出相關圖片以滿足她的欲望。她將圖案貼在畫紙上，並畫上幾棵樹，很有融入感。婆婆是基督徒，也經常去教會，教堂帶給她平靜安穩，一切盡在不言中。

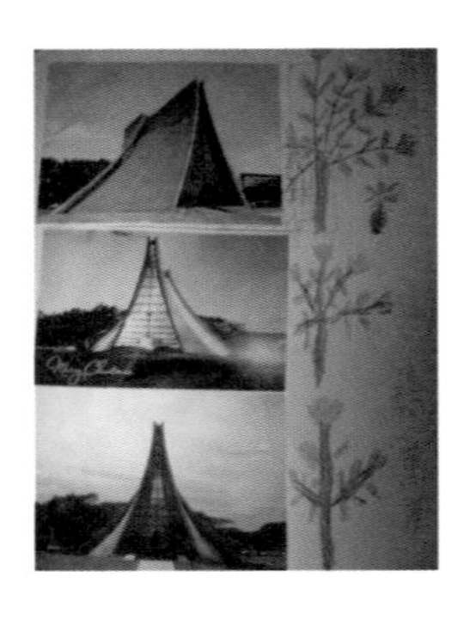

婆婆也常常畫一對對的兒女，她說是小孩在花園裡看花，圖像看起來是2位女性，但她可以自由詮釋，時而像是男孩或是兒女，偶爾發現她的表達會出現前後不一致，但是主要重心都與孩子的互動相關。另外一張也是一對有男有女，或許是與先生在一起，或是一對兒女，她常常表達對家人的關心。

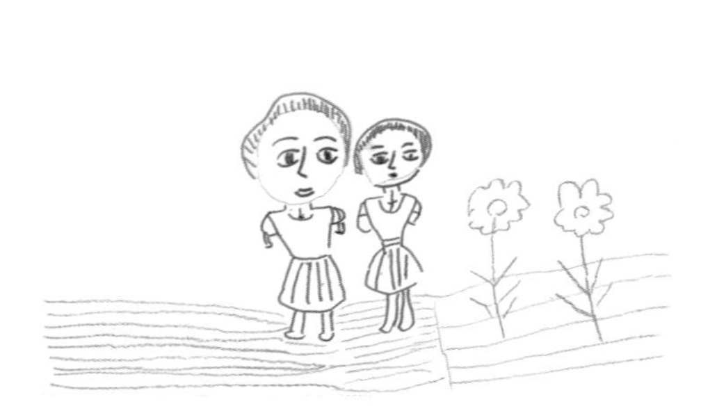

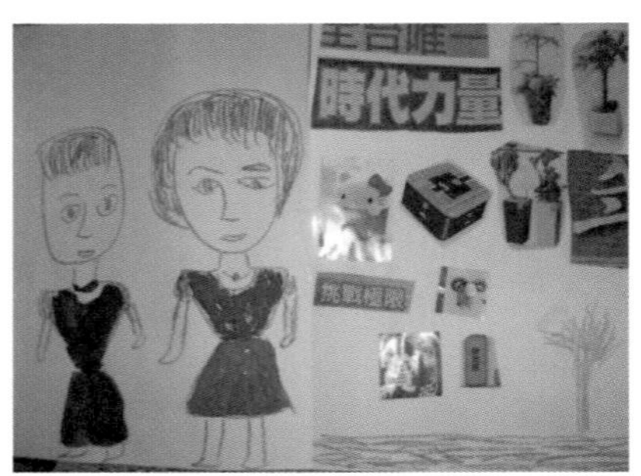

婆婆也常常說小孩在一起玩，尤其最近她經常提到孩子遊戲的情形，大家圍圈圈，或是跳來跳去地玩。她的心情猶如孩子般享受遊戲的樂趣與放鬆。圖像裡的人剛好是團體的人數，似乎象徵著對本活動成員的接納與共享。

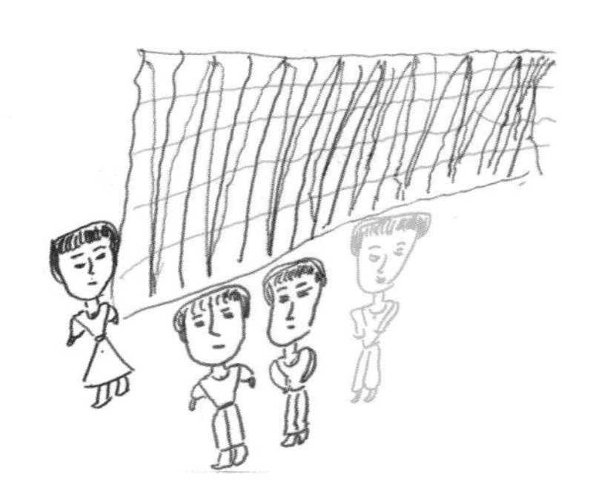

欣賞完畫冊後，婆婆畫了好幾隻蝴蝶，這些蝴蝶看起來像是一本一本的書，非常具有創意。

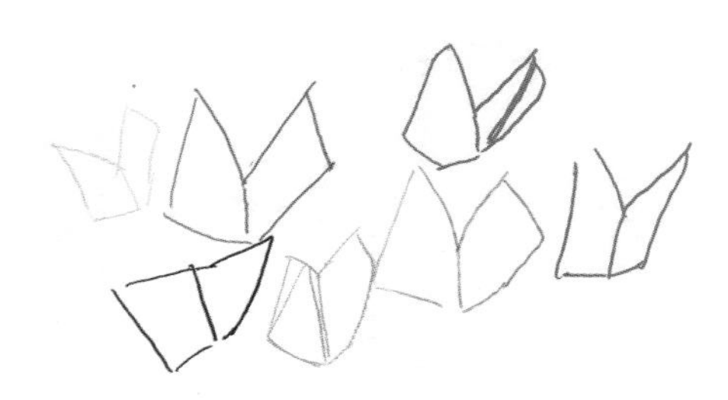

婆婆很樂於參加戶外活動，只要有志工的協助，她都願意參加活動。最近婆婆很期待參加詩歌音樂演奏會，她模仿DM，把活動時間畫出來，表達熱忱參加的意願。

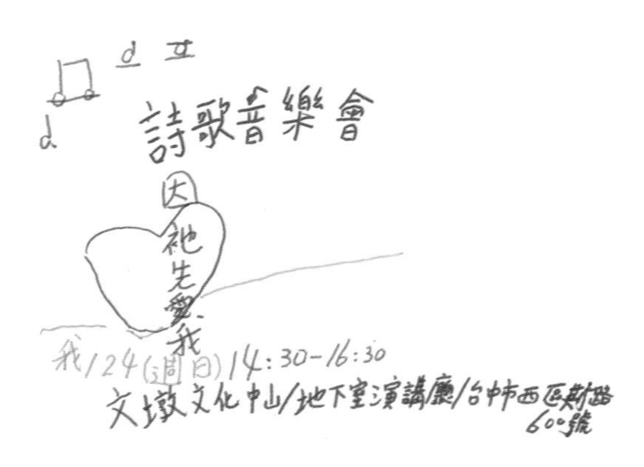

婆婆是一位虔誠的基督徒，在過程中常常微笑、心中很喜樂，也常常述說耶穌的恩典。

個案5：雖殘不廢

伯伯因為糖尿病而左腳截肢又中風，因此只能用右手畫畫。伯伯一開始說不知畫什麼，自我解嘲說是「畫鬼」，雖然如此，他並沒有放棄。其實伯伯從來沒上過畫畫課，在第一次活動裡，他能拿起蠟筆慢慢的畫，到使用水彩筆大剌剌地畫出來，就算是幾筆簡單的線條，也是一件不容易的事，因為他可能會因為肢體障礙或是畫得不漂亮而退縮。剛開始時，伯伯的確有缺席幾次，經過鼓勵後有來參加，除了生病住院以外，從此沒有間斷過。

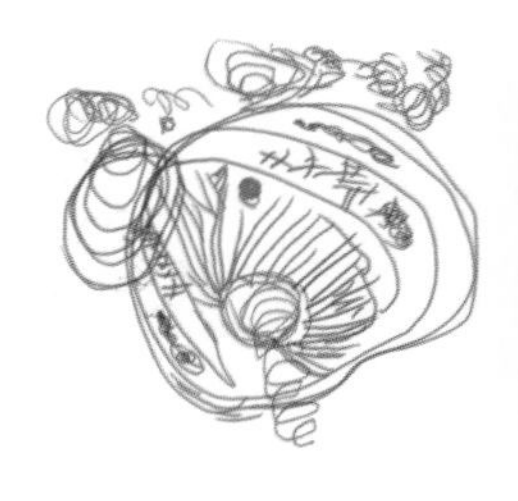
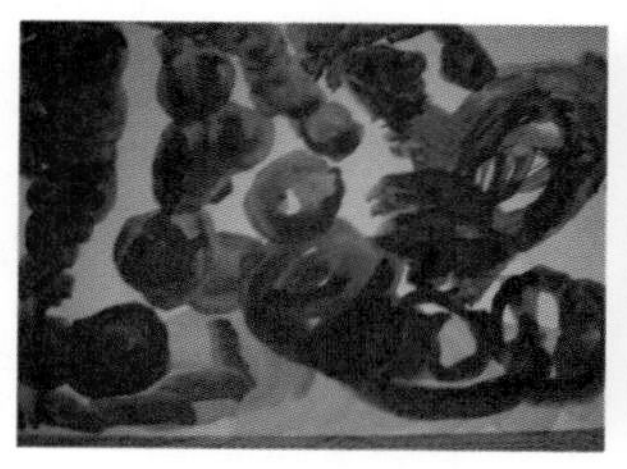
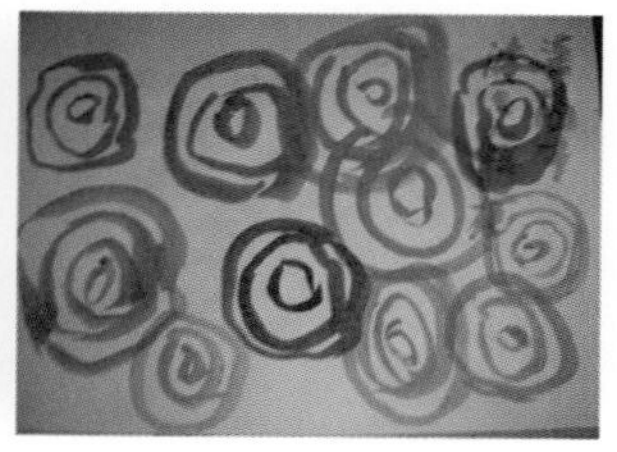

伯伯畫的多是圓圈圈和放射型線條，像是塗鴉，他說自己畫得像鬼，但大家投射的感想都不同，有人說不知道是什麼、有人說像是花或樹。經過多次練習漸漸能控制線條，時有鮮艷的色彩，像是曼陀羅有層次的美感，也似乎象徵伯伯在團體裡互動的心情與狀態。對於比較會操心煩惱的婆婆，伯伯會常常說，孩子有孩子自己的世界，個人管好自己的事，不要煩惱，煩惱也沒用。伯伯似乎比較樂觀獨立開朗，但偶爾也會問：不知前世做了什麼事，現在少了一隻腳。這些深入的話題，是長者常常思索的疑問。

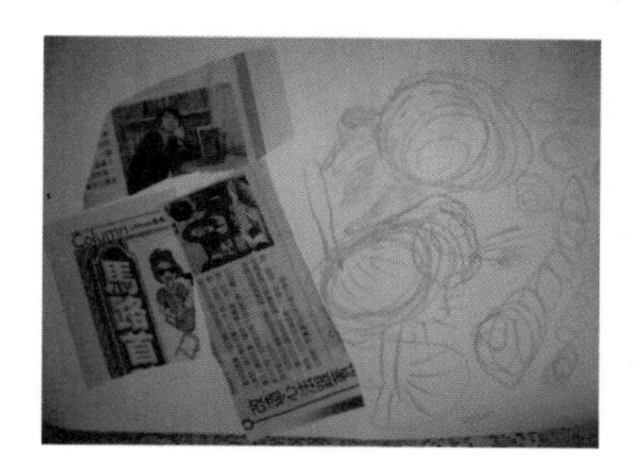

伯伯的畫漸漸有了新的轉變，很明顯的是，出現了單獨的、大的人的造型，而且是在圖畫紙的中央，鮮豔的色彩和清楚的五官似乎是

對自己更進一步的認識。從伯伯積極投入與分享的內容中，感覺是對自己的肯定與認可。

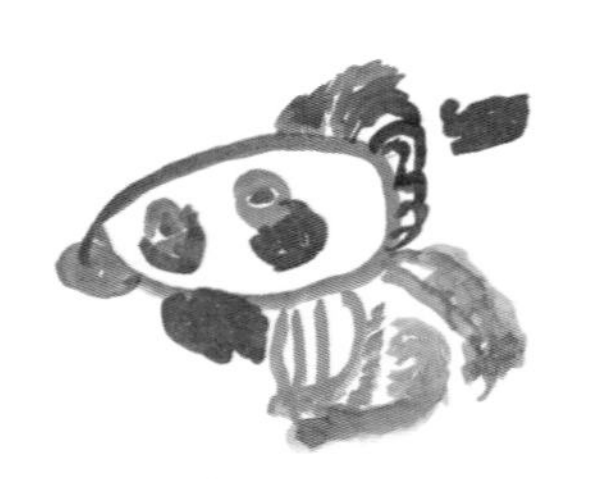
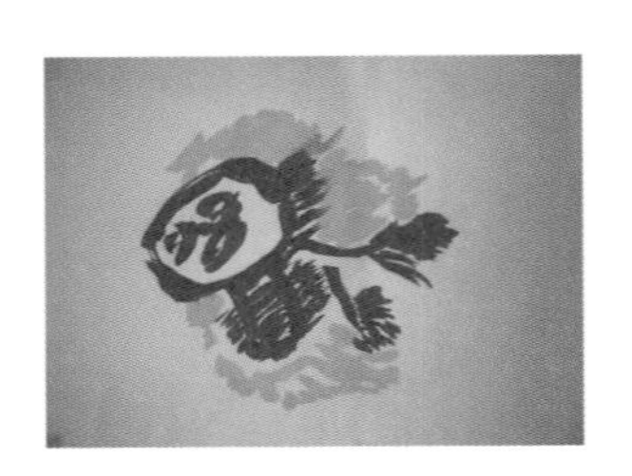
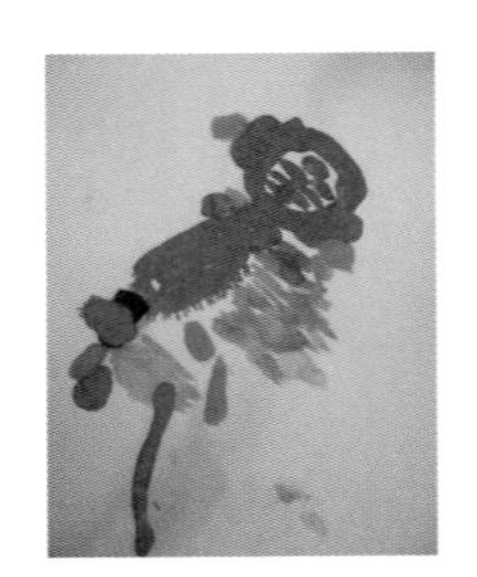

伯伯在活動中常與其他成員產生共鳴，能用開朗又不服輸的語氣應對，因此常常聽到大家因打球樂趣而發出的歡樂笑聲。

個案6：走出孤單

伯伯約70歲，沒有失智症，但是因爲情緒障礙而轉介到藝術治療，過程中發現伯伯用筆很專業，經過交流之後說，曾經學過水彩畫。伯伯用水彩畫法，畫出像是山水的圖像，我特地觀察鋸齒狀的線條，似乎是他中風所產生的書寫障礙，但似乎也隱喻內在不平順的世界。伯伯說兒子都不聽他的話，很久都沒來看他了，曾經感到心碎，現在又能怎樣？

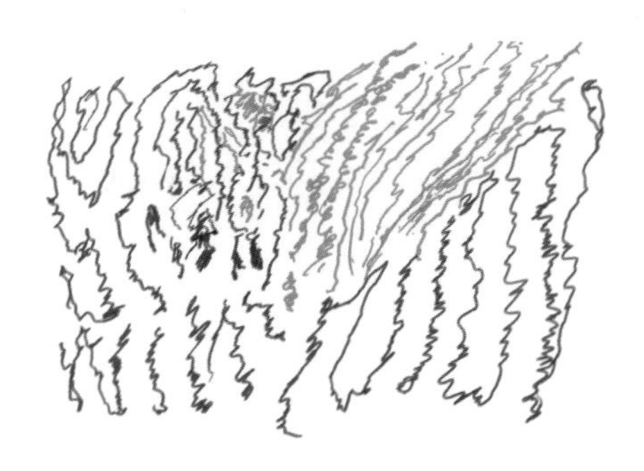

看似雜亂卻有規律的圖像，伯伯說不知道自己在畫什麼，或許有時候不需要言語而是要用心去體會與感受。伯伯表示，來參加藝術治療對他多少有些不同的變化，覺得能夠接受、感覺很好。

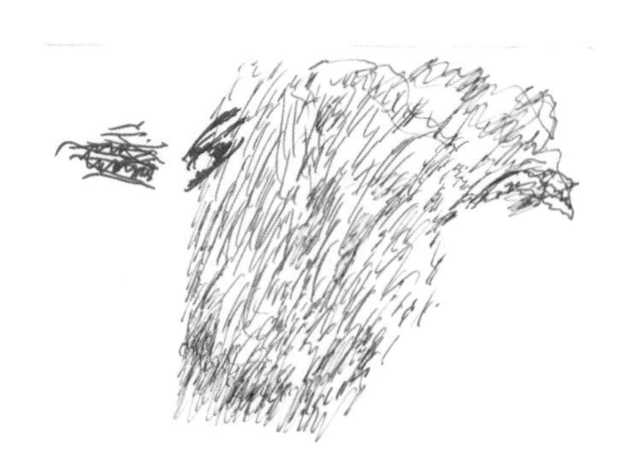

伯伯心裡有許多心事，但常常放在心裡而不說出來，參加幾次治療後說到，晚上不知不覺地醒過來，但又不知原因，有一次在花園裡進行活動時，伯伯表示晚上睡覺常常想起他的太太，但是已經跟別人跑了，一邊畫畫時線條漸漸轉變成一個人臉的圖像，他說不知道是誰。其實圖像已經說明他心裡的感情與想法，他說，對她不會感到氣憤或怨恨。

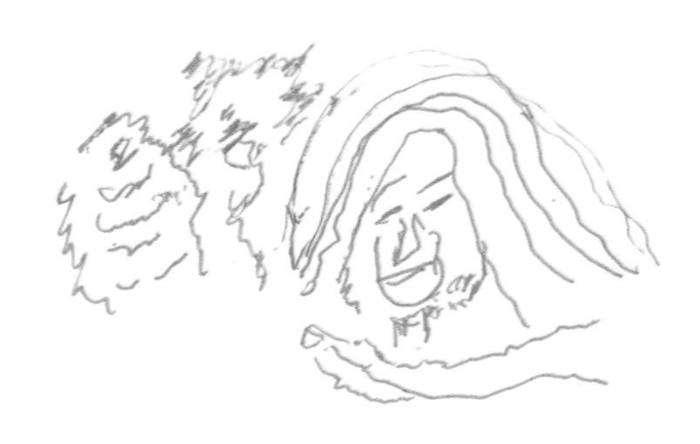

伯伯表示他畫人卻不知是誰，中間是五官較完全的臉，左邊是側臉有一隻眼睛，但並沒有注視前方。右邊是像房子的形狀，整個畫面似乎是家人的關係，但是伯伯仍然不想繼續深入探討。

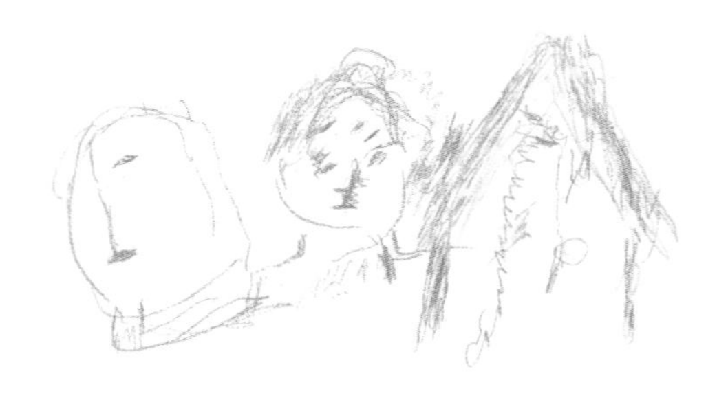

伯伯畫完了畫，說像是個「塔」，我好奇的問他，在哪裡看到這個塔？他說在山上，也說到人離世後火化，就要把骨灰放在塔裡，他的心情仍然平靜，但似乎隱喻自己所需面對的問題。

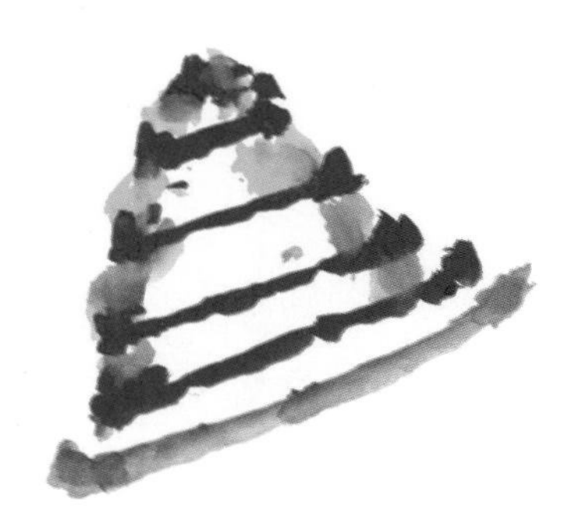

接下來的一週，伯伯畫了一張人的圖像，臉上有點喜悅，說他想起以前的一位女工，他們相處得不錯，偶爾出去聊聊天。伯伯漸漸地回顧一些美好經驗，讓他對生活產生一些感觸，快樂的剎那即是永恆。

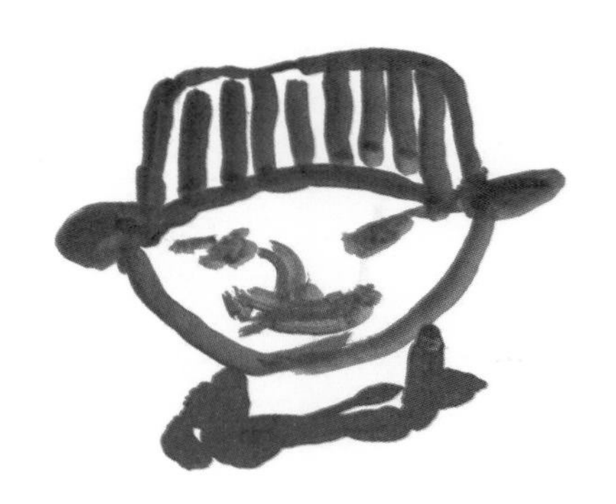

長久以來伯伯和家人關係一直都很疏離，在一次的活動中，他表示自己不需要「幸福」，表情很理所當然，對於自己的價值感似乎不在乎，他想的是如何死去，到上帝那裡去。我進一步與院長、相關人員討論，如何讓他的家人多付出一些關懷，讓伯伯能不至於放棄自己，接下來伯伯都很積極參加活動。

個案7：逆境奮發

阿姨約50多歲，十幾年前發現小腦開始漸漸萎縮，因此肢體與生理逐漸退化而被迫坐輪椅。阿姨身體非常瘦弱，但是思想卻非常清楚，不過說話能力也受到影響，必須仔細聽，才能知道她要表達的意思。阿姨在活動中能與大家一起玩球，並發表自己的想法，她有強烈的求生意志，打球時能手腳並用，一會打排球、一會又變成足球，逗得大家哈哈大笑，一點都不退縮與自卑。她畫下打球的情景，非常生動且表達參與活動的喜悅之情。雖然阿姨必須很用力丟球，也常常沒打中目標的保齡球瓶，但是透過一旁成員的加油打氣，也能堅持把球打倒。有位比較調皮的伯伯喝倒采時，其實也是提升樂趣的關鍵，阿姨一點也不覺得自卑。

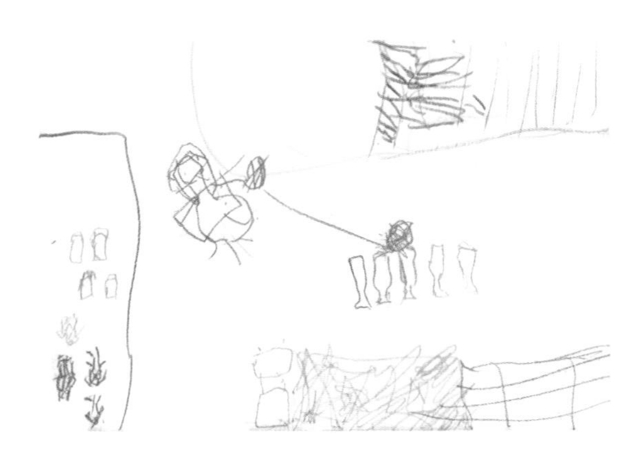

阿姨畫了很多三角形，但沒有說明代表什麼意思，在過程中她一直畫，並不受到干擾，雖然畫畫需要多花很大的力氣，但她仍然堅持

地完成。

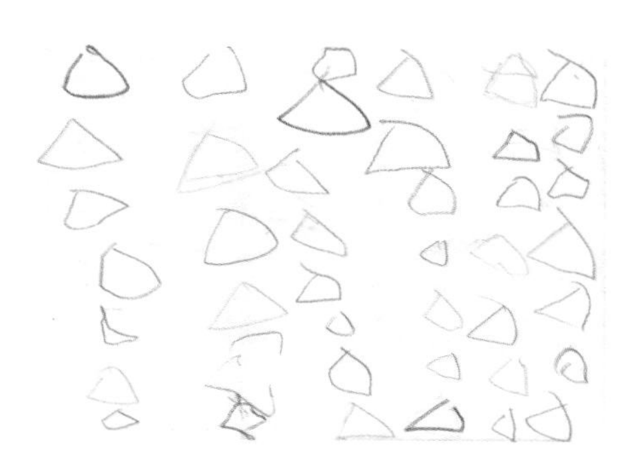

阿姨表示時間很重要，但覺得自己的夢想因爲生病就無法實現了。她說以前最快樂的事是和家人一起去溪頭聚餐，這份美好經驗仍然繼續存在心中。另一方面阿姨也擔心自己的病日趨嚴重，原來她的家人也有一樣的疾病，是屬於家族遺傳。她沒有抱怨但是也不知如何應對，唯有把握時間的每分每秒，積極過日子。

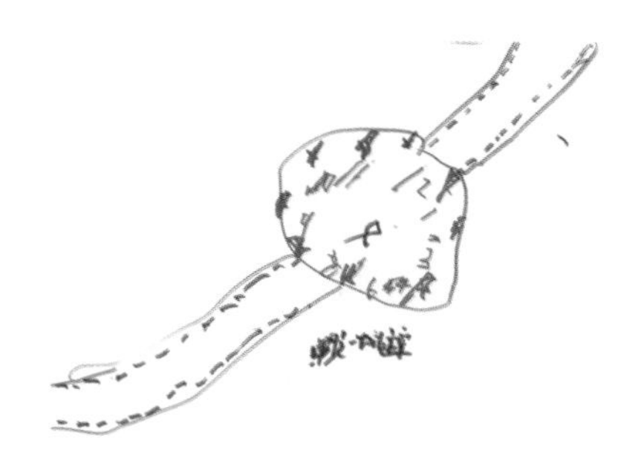

阿姨說圖畫中是她和2個孩子，一男一女都已經長大，她常常想念孩子，也掛念他們。

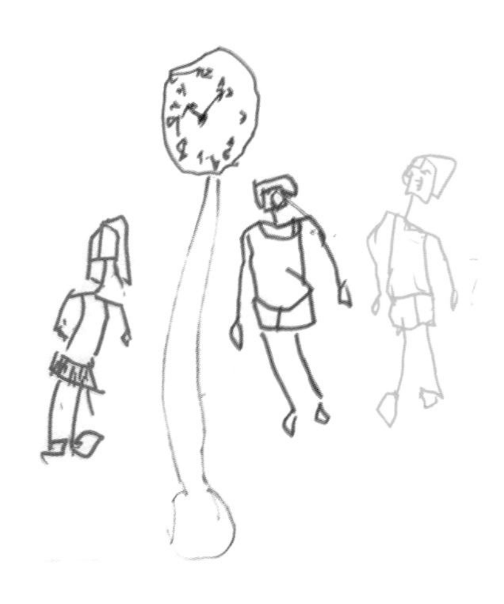

母親節快到了，我們舉辦簡單慶祝活動，並且討論如何慶祝這天。阿姨說兒子要帶她去餐廳，今天她的心情非常快樂，笑得很燦爛。她說這張圖是母親節時大家參加歌唱比賽，我們約好下次再舉辦小小的歌唱比賽，讓大家過個輕鬆快樂的母親節。

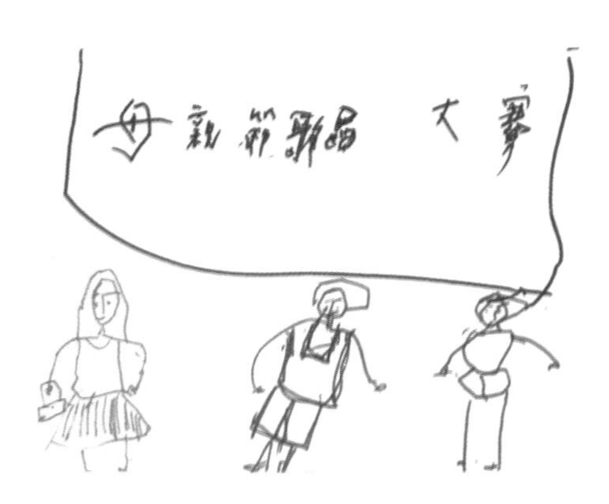

十八、成果與回響

經過一段時間的長者藝術治療，院長、護理長、社工、護士等觀察與發覺：大多數的伯伯和婆婆都變得積極開朗。

院長

本機構長輩在參與藝術治療後，原本逐漸退化、退縮、封閉的婆婆，心情變得開朗、愉悅，對生命重新燃起希望，臉上開始有笑容、願意接觸人群，對生命重新有了動力和希望，且積極接受復健治療。另一對失智長輩（夫妻）透過藝術治療，失智的伯伯情緒逐漸穩定，彼此互相扶持、關愛、互動更加緊密，更讓我感動的是，原來不太關心周遭環境變化的婆婆伯伯們，經由藝術治療也能主動彼此關懷寒喧，藝術治療確實給機構長輩很大的幫助，除了舒緩失智症的症狀，更能增進人際與溝通的能力，著實正向影響他們的生命。

在看似輕鬆的簡單活動中，讓大家解放壓力並找出各自的需求點，所以長輩們能從藝術治療裡獲得自我解放的快樂和自我存在的認同。

經過這段時間看到長輩們的笑容，與大家聽到要上課就會露出微笑，讓我深深感受到裝滿眞心之愛的專業藝術治療

社工師

每次團體結束後總會聆聽老師的分享，看著長輩的作品，我總充滿著驚喜與感動，他們不因年齡、身體的疾病而局限深沉的創作力，藉著畫作的呈現，我彷彿更貼近他們的生命，而原本逐漸退化、退縮、封閉的婆婆，經藝術治療幾次後，開始臉上有笑容、願意接觸人群，且積極接受復健治療，對生命重新有了動力和希望；另一對夫妻，同爲失智症，透過藝術治療互相扶持、關愛、互動更加緊密，失智的伯伯情緒也漸穩定；還有林伯伯因腳截肢、行動受限，對人生的期待只有「等死」，但現在將藝術融入生活中，平日會從報章雜誌中蒐集喜歡的圖片，期待團體中與成員分享，生活有了重心。還有太多、太多，每個人的改變、每個人的突破，眞的令人動容，「藝術治療是種無聲的力量」，藝術治療確實給機構長輩帶來很大的幫助，且正向影響他們的生命。

藝術治療帶給長者的正向能量提升是可見的，讓原本將失去生命能量的長者能感受到溫暖。

護理師

期間端容老師透過工作坊，讓參與治療的住民整理自身的生命經

驗、感受尊重及被愛、鼓勵他們勇於表達；而老師的敏於察覺、用心回應並時時關心，也讓我印象深刻，這段治療的成功是因爲端容老師的人而非其所用的理論或技術。一位長期憂鬱的婆婆在機構居住有十三年之久，失能約一年半左右，失能後話少了，開口則提死了算了類似的對話，婆婆經驗到端容老師的藝術治療課程以後，將想要「突破」的動機由抽象畫轉化成具體作爲，有一次她說：「請護理長幫我，我想要站起來走路。」還有一次她又說：「我的手抖得太明顯，幫我跟醫師說一下，我希望正常一點。」我因爲親自經驗這些感動，也成爲藝術治療的崇拜者。

12位接受藝術治療的長者中，只有一位伯伯可能是因爲藥物的關係，出入醫院後變得比較嗜睡，其餘長者都有正面的效果，例如：原本罹患憂鬱症的婆婆，現在已經恢復正常生活，筆者也看到這位婆婆經常出現笑容，能以幽默的口吻調侃自己，這些正面結果可以歸納成幾點：

1. 能抒發正負面情緒和獲得彼此支持鼓勵。
2. 長者變得較容易溝通、喜歡接觸人群、願意參加戶外活動。
3. 長者比較能表達自己，並且產生創意想法。
4. 長者腦部與肢體活動變得更靈活。
5. 長者更願意嘗試不同經驗的活動。
6. 長者能在持續活動中克服失智症的威脅。

7. 能獲得開心與樂趣。

8. 生活變得有重心與盼望。

9. 心智功能比未參加時更好。

10. 長者能調適心態用不同角度看事情。

11. 能及時介入危機處理。

筆者期待藝術治療能在臺灣扮演正面的角色，尤其是長者長照領域包含跨專業的服務團隊組織與運作，才能保障優質的服務品質。這是全世界發展的趨勢，照顧老人與預防失智症是一件刻不容緩的任務。臺灣又因少子化的影響，在單親或兒女無法於身旁照顧的壓力之下，如何正視長者與失智症的挑戰，是每個人都必須面對與準備的，畢竟能平安活到「老」是每個人的心願，而「善終」則是最大的福報。

參考文獻

中華民國家庭照顧者關懷總會等合著（2011）**有一天你也會變老：父母最需要你做的39件事**。知遠文化出版。

白明奇（2018）。**松鼠之家——失智症大地**。遠流出版社。

朱芬郁（2012）。**高齡教育：概念、方案與趨勢**。五南圖書。

游韻馨譯（2013）。**人生60才開始的43個方法**（原作者弘兼憲史）。紅通通文化出版社。

梅陳玉蟬等（2006）。**老人學**。五南圖書。

黃婉婷（民104）。失智老人基金會會訊。**財團法人天主教第51期，**民國104年2月。

黃勝雄等（2010）。**退休新學堂**。財團法人臺灣基督教門諾會醫院。

羅黨興、羅瓊娟（2012）。**退休後的心理調適與生活經營**。揚智文化。

徐亞英、蔡文哲編譯（1996）。**實用老年護理**（原作者Esberger K. K. and Hughes S. T.）。華杏出版。

魏惠娟（2012）**臺灣樂齡學習**。五南圖書。

衛生署長者健康服務（2011）。**退休樂逍遙安享福祿壽10大準備**。天地圖書有限公司。

Butler, R. (1963) *The life review: An interpretation of reminiscence in the aged.* Geriatrics, 26, 65-76.

Butler, R. and Lewis, M. (1981). *Aging and mental health*. St. Louis: Mosby.

Egan, G. (1975). *The skilled helper*. Brook. Cole.

Freud, S. (1924). On psychotherapy. In Freud, S (Ed) *Collected paper* (Vol.1) London: Hogarth Press.

Hartford, M. (1980). *The use of group methods for work with the aged.* Prentice-Hall.

Malchiodi, C. A. (2011). (2ndth) *Handbook of Art Therapy*. The Guilford Press.

Malchiodi, C. A. (2012). *The Art Therapy Resourcebook*. The McGraw-Hill Companies.

McNiff, S. (1992). *Art as Medicine: Creating a Therapy of the Imagination.* Shambhala.

McNiff, S. (2004). *Art Heals*. Shambhala.

Queen-Daugherty, H. (2001). From the Heart into Art –Person-Centered Art Therapy in Innes, A. & Hatfield, K. *Healing Arts Therapies and Person-Centered Dementia Care*. JKP.

Rogers, C. (1961). T*he Therapeutic Relationship and Its Impact: A Study of Psychotherapy withSchisophrenics*. University of Wisconsin Press.

Sherwood, S. & Mor, V. (1980). Mental health institutions and the elderly. In J. Birren & R.

Stoane (Eds). *Handbook of mental health and aging.* Cliffs, E: Prentice-Hall.

Tingty, N. (2002). Art as Therapy for Parkinson's in Waller, D. *Arts Therapies and Progressive Illness*. Brunner Routledge.

Waller, D. (2002) (ed.). Evaluating the use of art therapy for older people with dementia: A control group in Waller, D. *Arts Therapies and Progressive Illness*. Brunner Routledge.

Wald, J. (2003). Hospics in the home: A case study in art therapy in Magniant, R. C. *Art Therapy with Older Adults- A Sourcebook.* Charles C Thomas.

Yalom, I. (1995). *Theory and Practice of Group Psychotherapy.* NewYork: Basic Books.

雜誌

早安健康，2015.08.09。

網路

Erikson, E. (2015, August 1). Developmental Psychology By Saul McLeod updated 2017.

https://www.simplypsychology.org/Erik-Erikson.html

臺北市衛生局社區心理衛生中心（2015年8月2日）。http://mental.health.gov.tw/WebForm/External/ArticleDetail.aspx?ArticleID=73&Type=08

台灣藝術治療學會（2015年8月2日）：〈什麼是藝術治療〉。http://www.arttherapy.org.tw/arttherapy/post/post/data/arttherapy/tw/what_is_art_therapy/

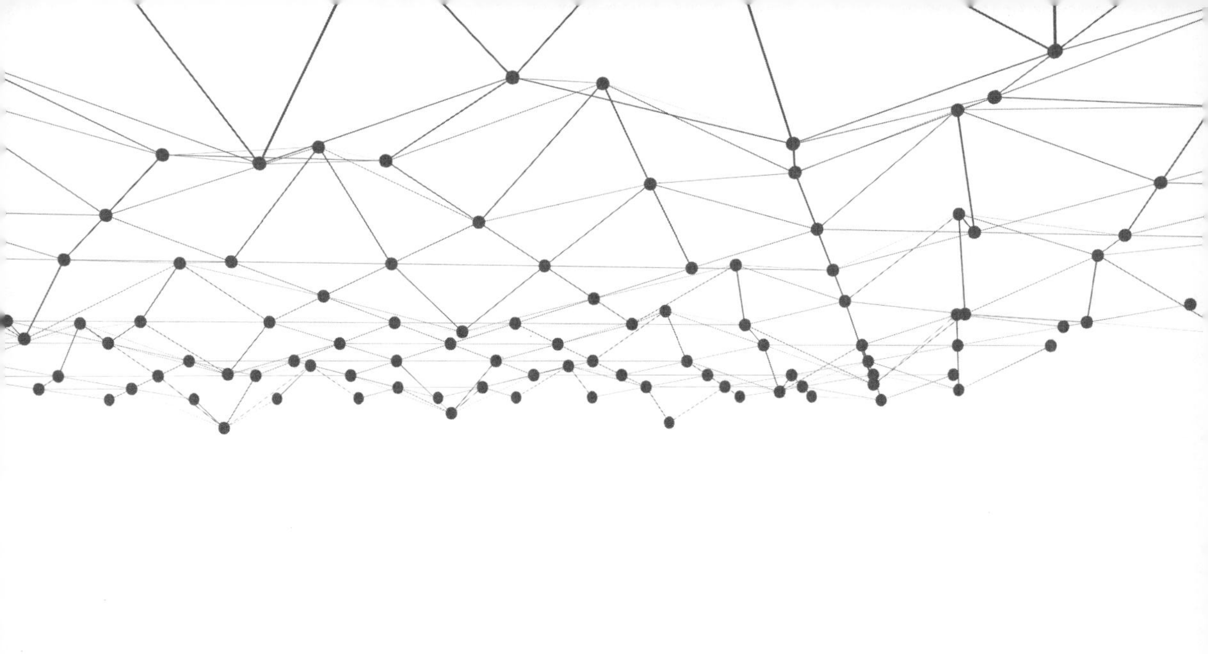

附　錄

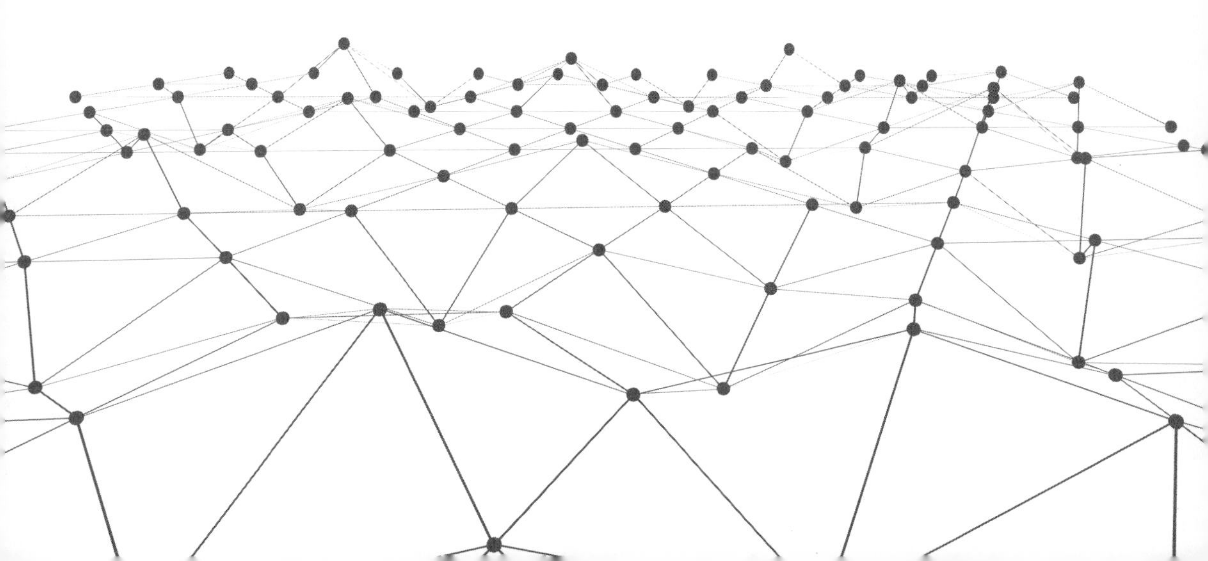

其他作品欣賞

剪貼

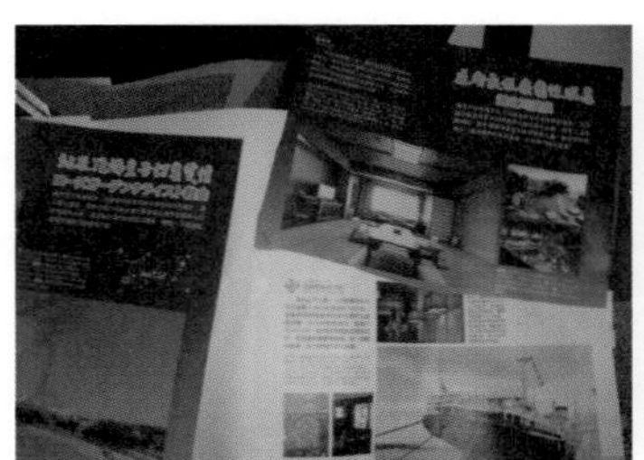

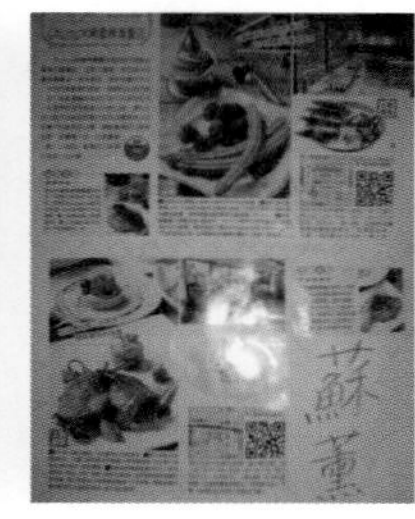

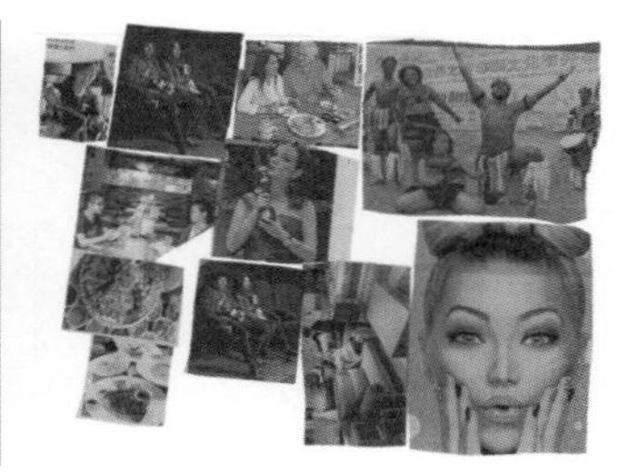

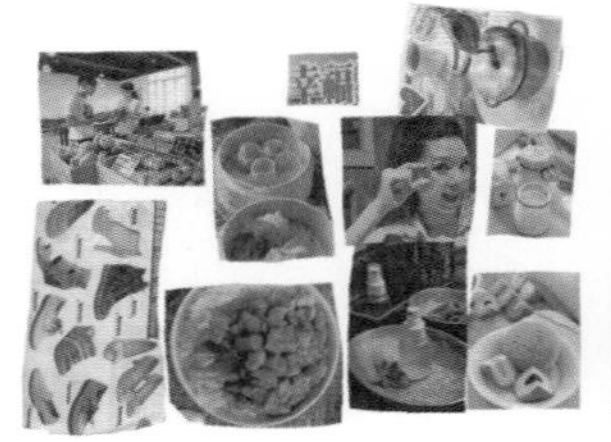

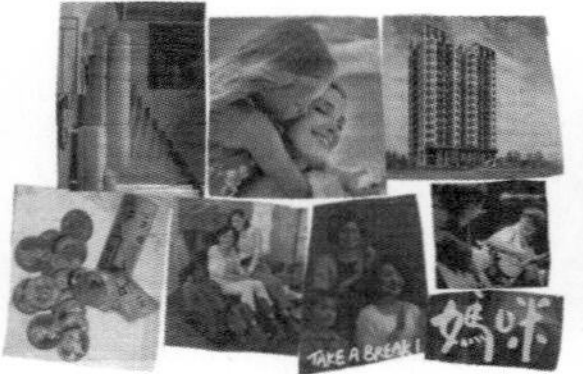

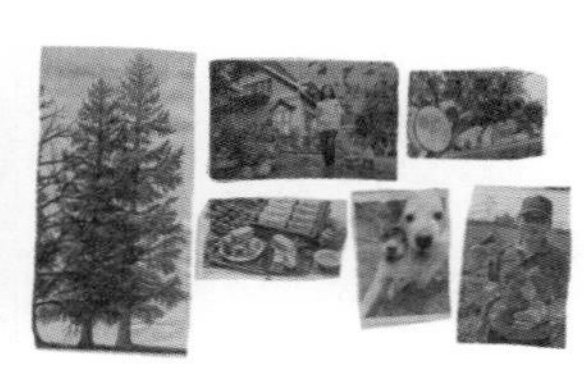

畫畫

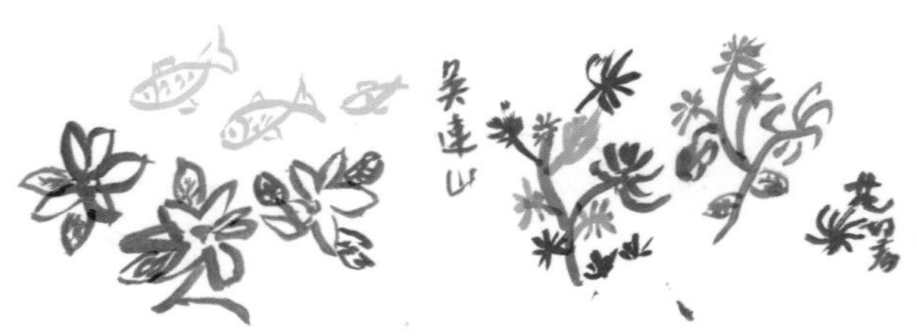

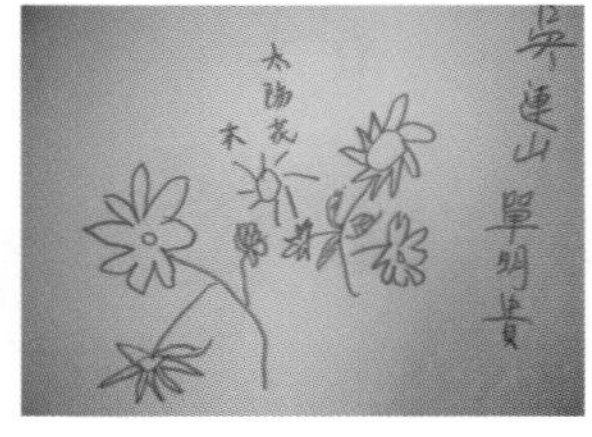

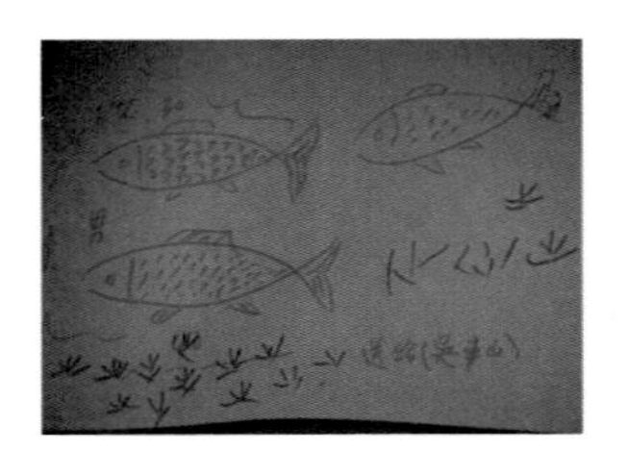

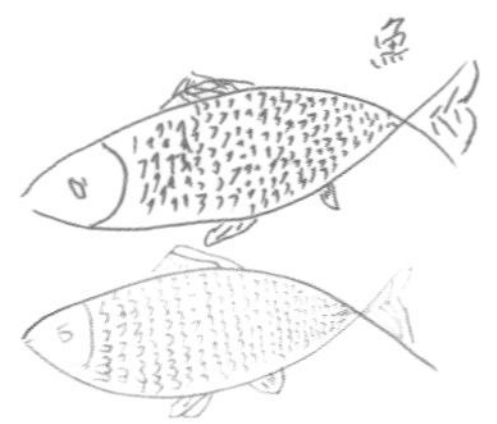
魚

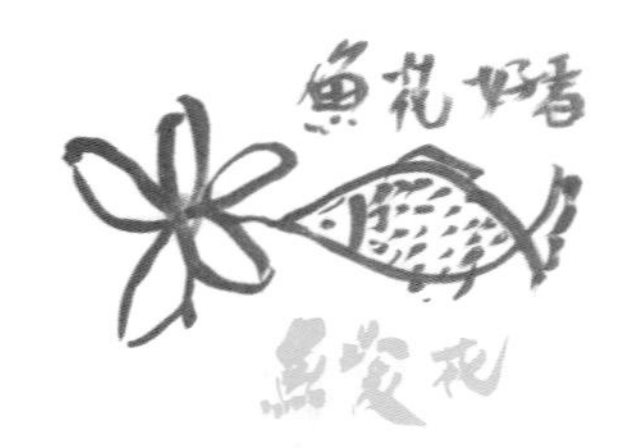
魚花好香

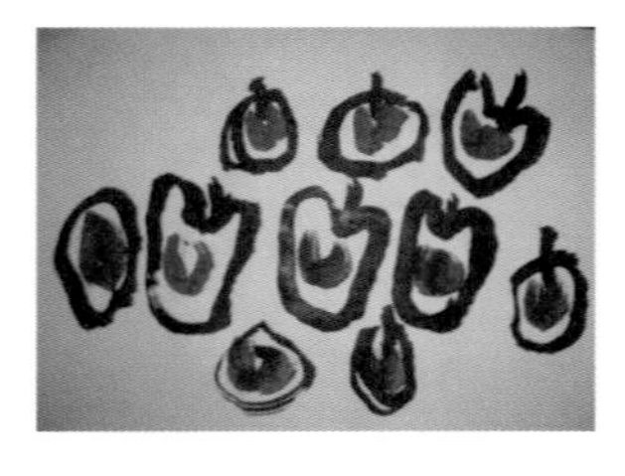

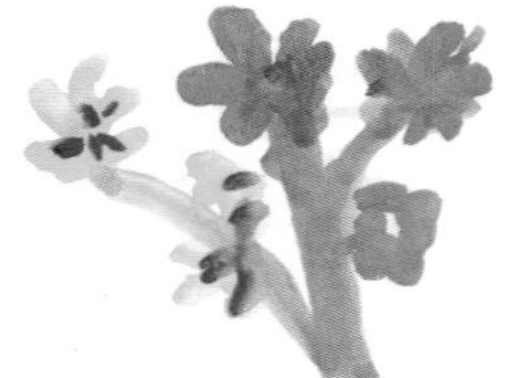

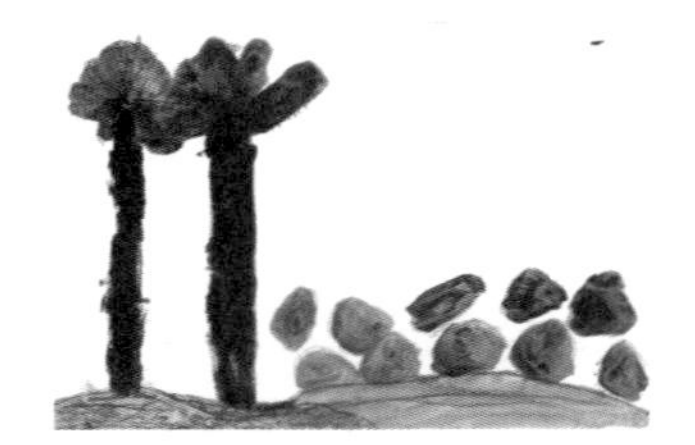

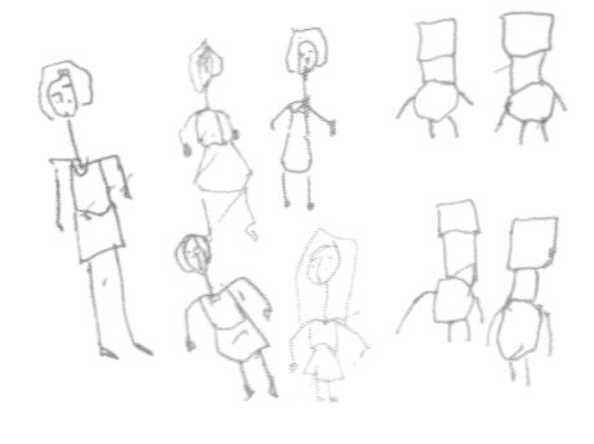

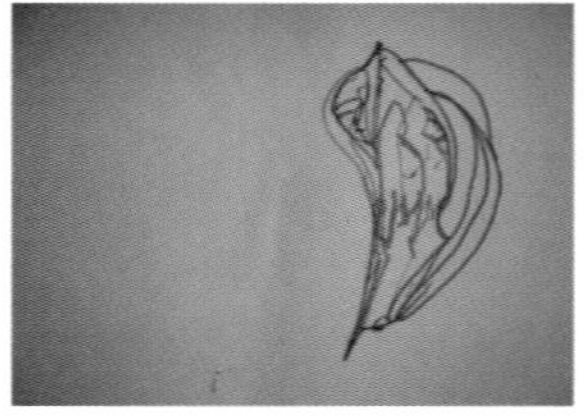

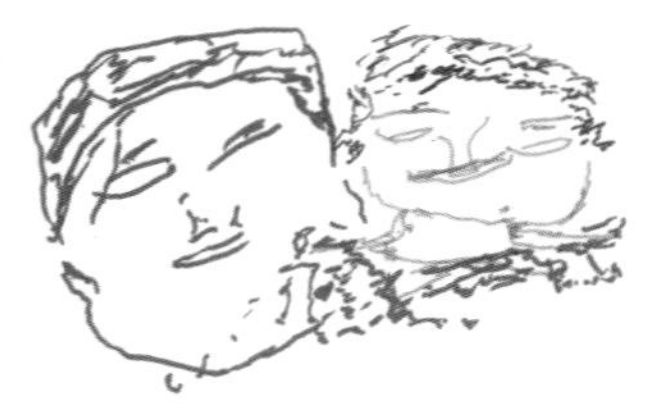

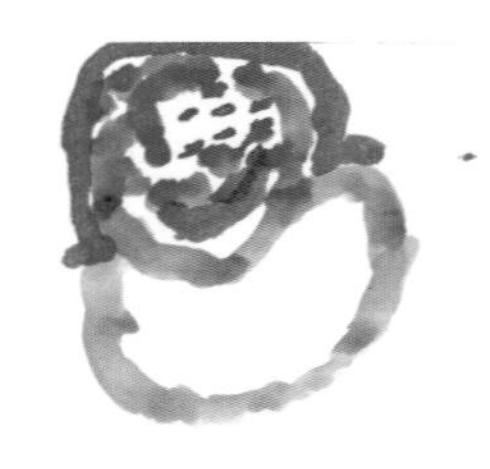

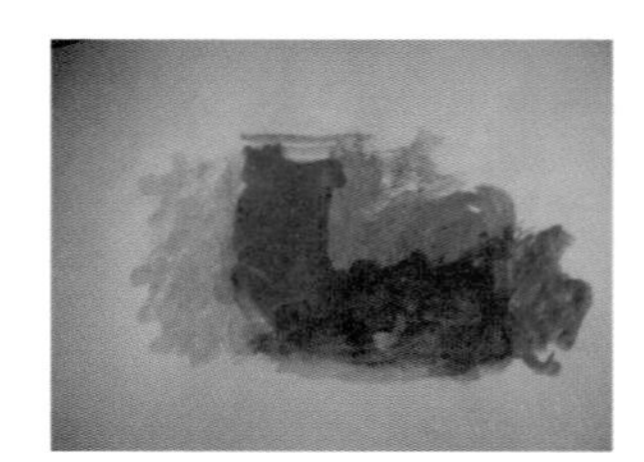

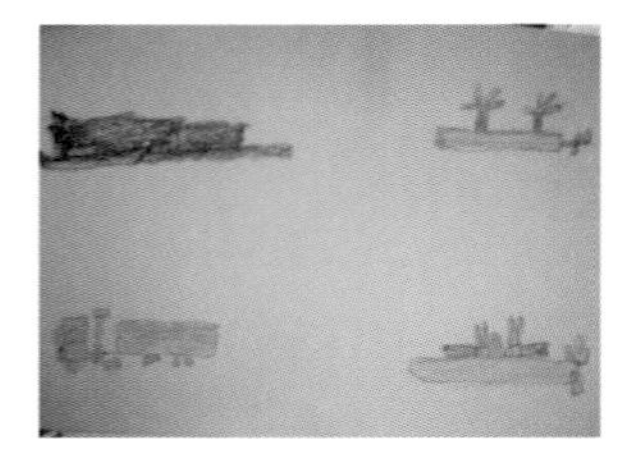

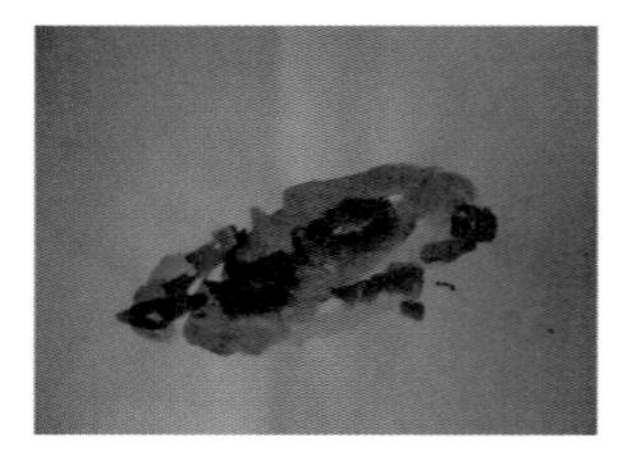

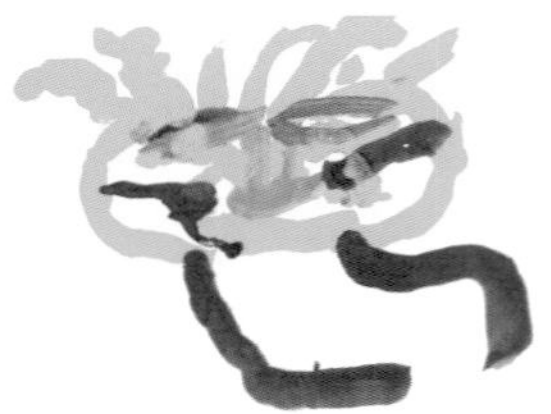

剪貼畫

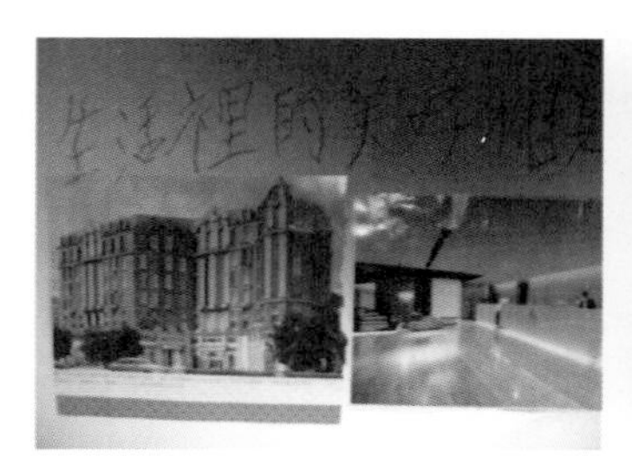
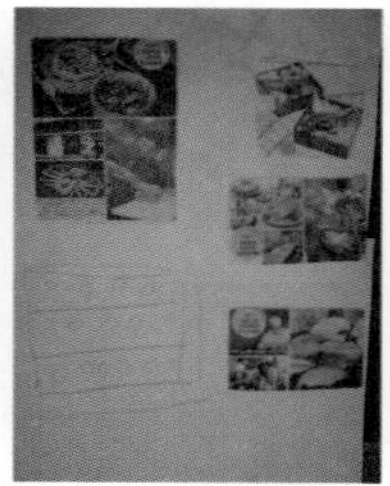
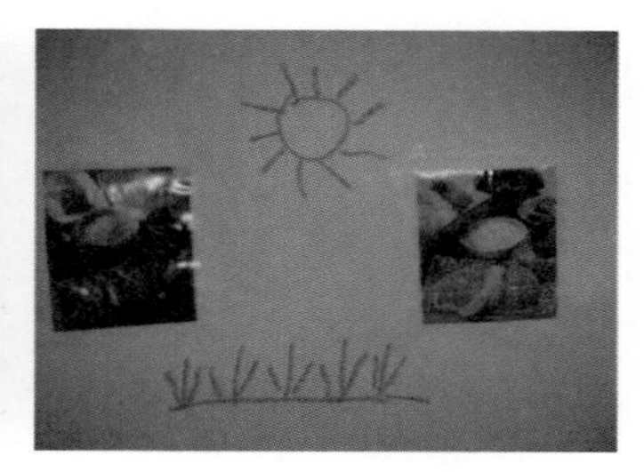

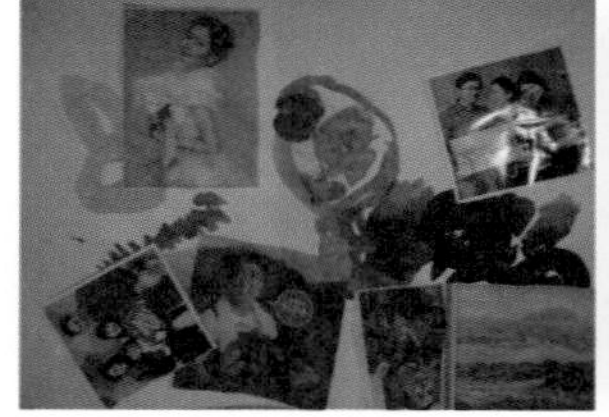
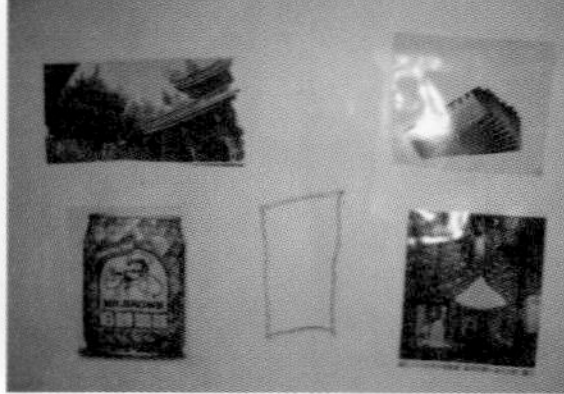
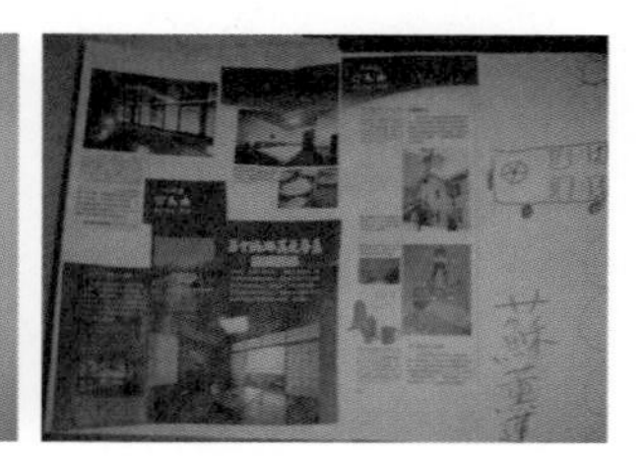

陶土

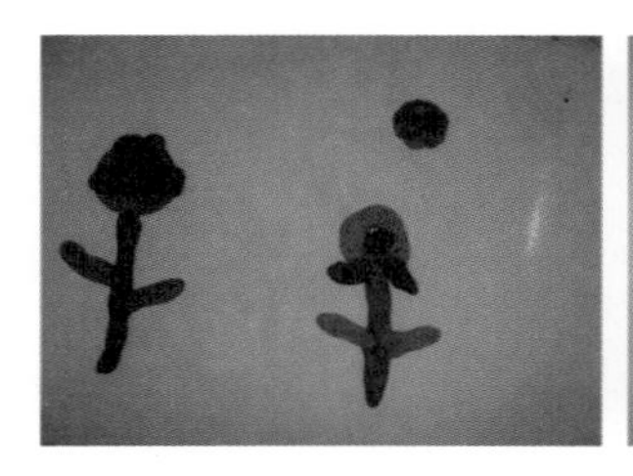
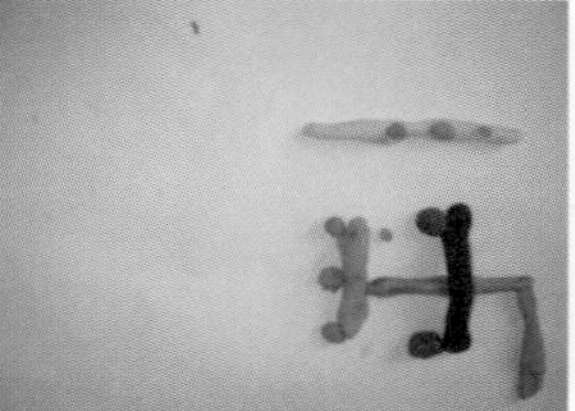
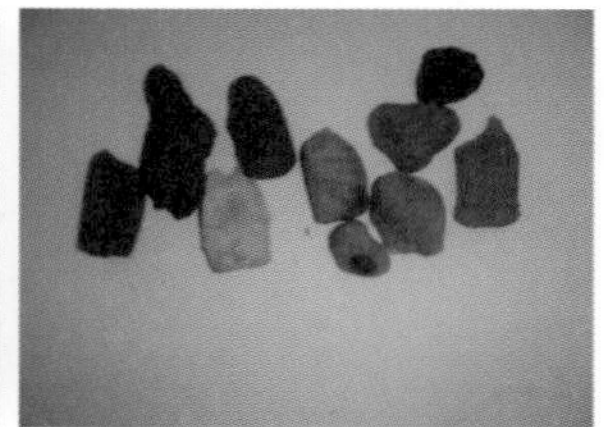

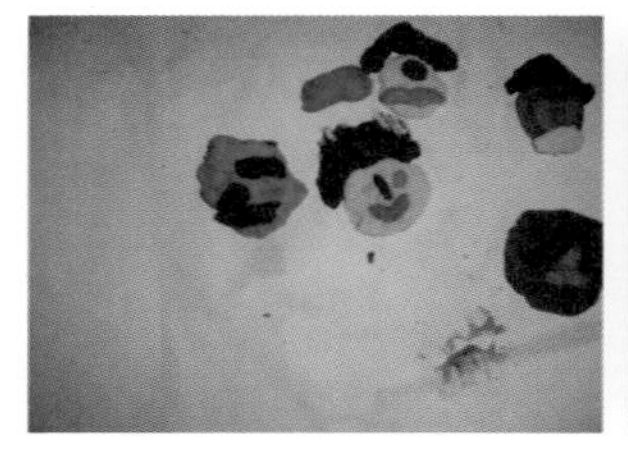
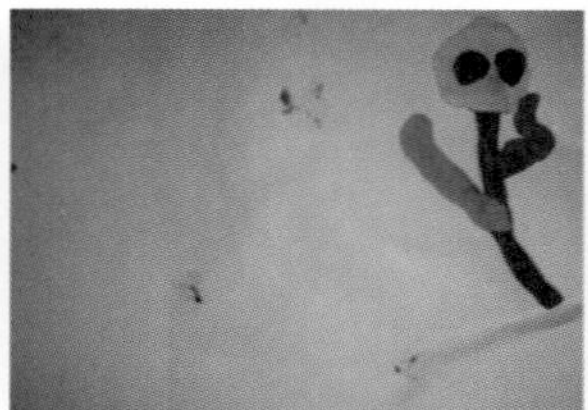
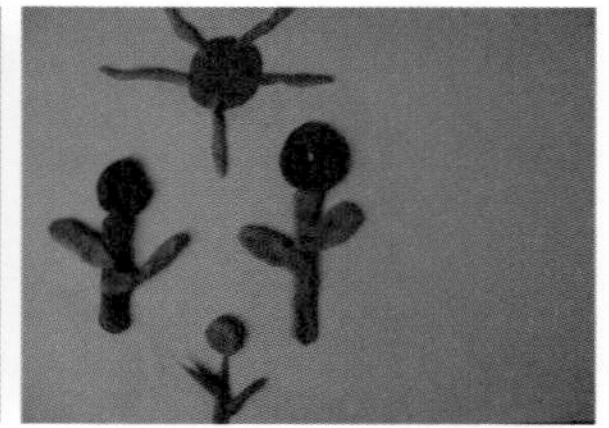

陶土與畫畫

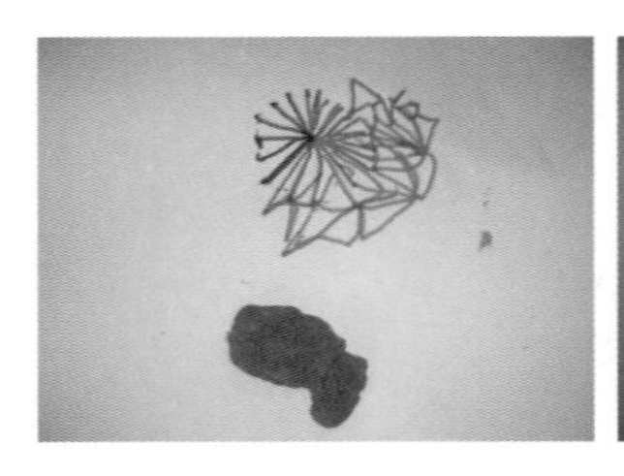
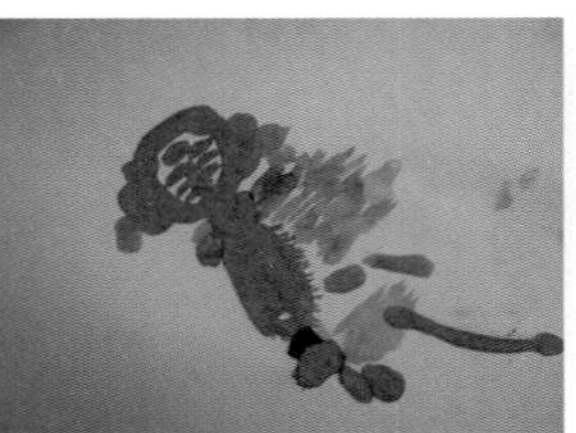
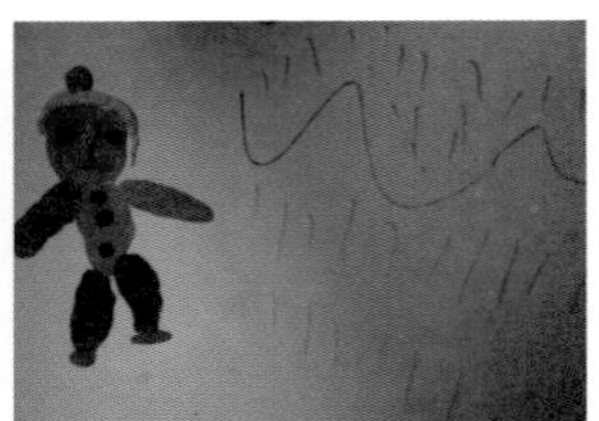
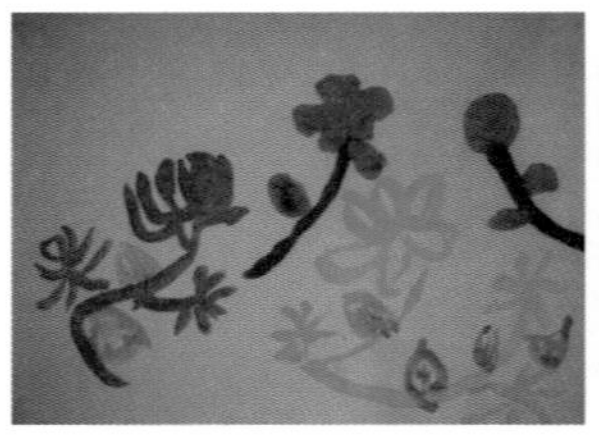
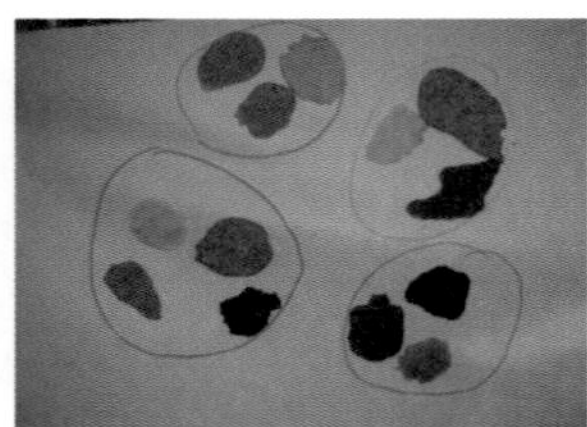

活動記錄範例

ABC 護理之家長者藝術治療記錄				
日期103.12.02 時間： 9～9:50 10～10:50	地點： 3樓治療室	人數： 5位	年齡 60～80	藝術治療師： 林端容
目標	1. 舒展身體、靈活筋骨 2. 保持良好心情 3. 增進團體生活 4. 自我啟發 5. 創意表達			
內容	音樂由住民依個人喜好點選：春夏秋冬、野地的花 遊戲：打保齡球、氣球 藝術創作：畫畫、剪紙和貼紙創作			
材料	CD音響、WiFi、電腦、音箱、各色圖畫紙、水彩、彩色筆、蠟筆、剪刀、膠水、過期雜誌、報紙、手搖鈴、沙鈴等樂器、保齡球、氣球等			

個別	吳伯伯看起來精神奕奕，笑笑地說天氣比較冷了，我們聊了一下，我們一起打球熱身，他能舉起右手打到氣球，我鼓勵他也可以用雙手打球，能幫助他雙手靈活運動，伯伯的精神不錯，一邊打球、一邊微笑。 聽歌時我們從最平易近人的〈家〉開始，因為社工提到他的太太也住這邊，我們可以安排夫妻同時進行。唱歌時伯伯可以跟著唱，節奏需要放慢讓他跟上。接下來我們一起使用樂器手搖鈴，他能手口配合，幫助他腦神經活躍起來。 接下來我準備了圖畫紙、水彩和水彩筆，讓他自由發揮，他開始寫字，寫「吳」字的書法字很不錯，拿筆姿勢也很標準，寫連字時不是很清楚，整個形成一坨黑黑的，他說寫砸了，說是匯款的「匯」。為了與他有共鳴，也想清楚記下他說的話，我說，我也跟他一起寫，他接受。寫完之後他說起日語：「你今年幾歲？」重複幾次後分析給我聽，我跟著唸，他又講了另外一句日語，清楚地再說一次，也寫下來，但不清楚。他說老師說字如何如何，似乎是對自己的評價，又問我歲數和畢業沒等。吳伯伯今天分享許多議題，但並不集中，精神呈現想睡覺狀態，我及時跟他說話。時間到了我請他休息，此次我們有良好互動。

<table>
<tr><td>團體</td><td>我們一起玩氣球，你一拍、我一拍，儘量不讓氣球掉下去，蘇婆婆很愛笑，每打一下就笑得很開心。大家對打氣球很有興趣，似乎回到童年時光，心情放鬆，又有復健效果。接下來我們分享今天天氣，提醒大家注意保暖，然後一起欣賞日本冬雪的圖片，大家看得很專注，說很漂亮，尤其是蘇婆婆對冰教堂很感興趣，因為在晚上看起來發出藍光很美。我們等志伯伯來時提到要唱歌，但說需要音樂跟著唱才會，我說下次準備，並問他們喜歡的歌。志伯伯點播〈春夏秋冬〉，他能跟著樂曲一點一點地唱出來，之後發表對過去的感受，他說：「喜歡這首歌，因為聽起來心情好。」蘇婆婆也點唱了一首詩歌，她唱得很認真，說生病前是唱詩班成員。製作剪貼畫時，我請大家選出最喜歡的圖案貼在一張紙上，並在邊緣畫畫。大家認真的找，等剪了幾張後，請他們把2張紙黏起來變成大張紙，再把其他的黏在大張紙上。我請他們訂一個主題。大家都做到了，也在上面畫簡單的畫。忠伯伯的剪貼畫很有規律、很整齊，畫了山和罐頭／飲料。陳伯伯是第一個完成的，他會耐心等候，並自己畫畫。志伯伯很認真地完成了，他畫了稻田，分享小時候住在鄉下的情景。因為午餐時間快到，他說不急著吃飯。又問剩下幾次藝術治療，我說到12月底，他關心</td></tr>
</table>

團體	本堂課程，想了解還剩多少次數。欣賞作品時，每個人都能大方秀出自己的圖畫，並說出圖畫的意思，我請大家給自己掌聲鼓勵。
建議事項	今天的創作有一點新的發展很不錯，希望能繼續下去。圖畫紙快用完需要補充。

簡易心智狀態問卷調查表（SPMSQ）

姓　名：＿＿＿＿＿＿＿＿　　　日　期：＿＿＿＿＿＿＿＿

基本資料：性　　別：□男　　□女

教育程度：□小學　□國中　□高中　□高中以上

進行方式：依下表所列的問題，詢問長輩並將結果記錄下來（如果長輩家中沒有電話，可將4-1題改為4-2題），答錯的問題請記錄下來。

錯誤請打X	問　題	注　意　事　項
	1.今天是幾號？	年、月、日都對才算正確。
	2.今天是星期幾？	星期對才算正確。
	3.這是什麼地方？	對所在地有任何的描述都算正確；說「我的家」或正確說出城鎮、醫院、機構的名稱都可接受。
	4-1.您的電話號碼是幾號？	經確認號碼後，證實無誤即算正確；或在會談時，能在二次間隔較長時間內重複相同的號碼即算正確。

錯誤請打X	問　題	注　意　事　項
	4-2.您住在什麼地方？	如長輩沒有電話才問此問題。
	5.您幾歲了？	年齡與出生年、月、日符合才算正確。
	6.您的出生年月日？	年、月、日都對才算正確。
	7.現任的總統是誰？	姓氏正確即可。
	8.前任的總統是誰？	姓氏正確即可。
	9.您媽媽叫什麼名字？	不需要特別證實，只需長輩說出一個與他不同的女性姓名即可。
	10.從20減3開始算，一直減3減下去。	期間如有出現任何錯誤或無法繼續進行即算錯誤。

失智症評估標準

・心智功能完整：錯0～2題　　・輕度心智功能障礙：錯3～4題

・中度心智功能障礙：錯5～7題　　・重度心智功能障礙：錯8～10題

如果長輩答錯三題以上（含），請立即帶他（她）前往各大醫院神經科或精神科，做進一步的失智症檢查。以求及早發現，及早治療，減緩失智症繼續惡化！

取自台灣失智症協會：

http://www.tada2002.org.tw/tada_download.aspx#

護理之家多專業團隊職責內容

工作職務說明書

一、院長

(一) 對外代表機構，對內主管各項業務，並對股東會負責。

(二) 綜理院務，達成機構目標。

(三) 擬定及執行年度業務計畫、年度預算並推動執行。

(四) 定期與主管召開院務會議檢討缺失。

(五) 審核機構教育訓練計畫並推動執行。

(六) 審核各項採購業務，維持正常營運管銷。

(七) 督導與監督機構整體運作。

(八) 主持及執行機構會議與家屬座談會。

(九) 定期進行工作人員考核。

(十) 負責處理機構緊急狀況。

(十一) 推動機構提升照護品質活動。

(十二) 研發市場、拓展業務。

二、主任（護理長）

(一) 秉承機構內護理理念，負責領導單位人員執行各項護理業務工作。

(二) 協助院長推動一切業務。

(三) 評估工作人員作業問題與需求，定期負責工作考核。

(四) 協助擬定護理人員及照顧服務員護理作業標準及督導考核。

(五) 督導並協助住民護理計畫之擬定，修正與評估，及各項記錄的完整性。

(六) 接受各項護理專業諮詢。

(七) 計畫執行並評估工作人員之在職教育進修，促使照護技術標準化，提升照護品質。

(八) 監測各項醫療設備衛材之正確使用、維修，及藥品、耗材、被服管理。

(九) 督導工作人員交班，以了解機構三班動態。

(十) 排班分配工作以維持機構正常運作及秩序。

(十一) 按規定提報各項報表與記錄。

(十二) 指定職務代理人，以掌握機構動態。

(十三) 隨時掌握住民情況之變化，與醫師、營養師、復健師、護理人員及家屬，保持聯繫。

(十四) 個案在進住時，詳細爲家屬介紹單位各項事宜。

(十五) 醫師巡診時之跟診及處理一切醫囑。

(十六) 定期主持機構內護理業務會議。

(十七) 安排、督促新進人員之教育訓練，並評估其適用情形。

(十八) 住民家屬日常生活狀況聯繫。

(十九) 協助管理環境各項事宜。

(二十) 單位人員之評值及教育。

三、護理人員職責

(一) 接受護理長之工作指導、排班及交代事項。

(二) 依三班工作常規，確實執行護理工作及交班。

(三) 維護機構內之環境安全、工作秩序、清潔及安靜。

(四) 正確使用醫療設備，不當損害應負賠償之責。

(五) 接受機構內外之在職教育，以提升照護品質。

(六) 與個案及家屬維持良好之醫病關係。

(七) 與機構內之工作人員有效溝通，維持良性互動。

(八) 督導照顧服務員確實執行照顧工作。

(九) 協助指導新進工作人員，促使其照護品質符合機構之標準。

(十) 參與機構內之相關會議及活動。

(十一) 依照機構訂定之照護技術，確實執行以達成照護品質之標準化。

(十二) 預防住民意外事件之發生，遇緊急狀況立即報告護理長，並有效處理。

(十三) 擬定個案之照護計畫，提供護理諮詢，陪同醫師查房並報告個案病況。

(十四) 遵照機構訂定之管理規章。

四、照顧服務員職責

(一) 接受護理長、護理人員之工作指導與交班。

(二) 依各班工作常規，確實執行照護工作及交班。

(三) 接受在職訓練並遵循機構訂定之照護技術，以達成照護技術標準化。

(四) 維持機構環境之安全清潔，提供院民舒適之照護環境。

(五) 與個案家屬維持良好的互動關係。

(六) 遵守機構訂定之管理規章及工作倫理。

(七) 正確使用機構內的醫療設備，不當操作導致損壞，應負賠償之責。

(八) 預防住民發生意外事件。遇緊急狀況應立即報告護理人員。

(九) 參加每月工作人員之病房會議。

(十) 接受護理長及護理人員之指導，完成有關工作。

(十一) 不得擅自執行醫療或護理工作。

老人養護中心

早班照顧服務員工作流程

97.05制定

100.11修訂

時間	工作內容	備註
7：50～8：20	由護理人員帶領單位巡視及交班	
8：20～11：00	＊洗澡日： 1.依洗澡流程規範，協助住民洗澡、更換衣物及髒汙之床單 2.協助住民翻身、拍背、更換尿布、檢視皮膚狀況 3.協助住民下床 4.依營養師醫囑泡牛奶、鼻胃管牛奶管灌 5.測量生命徵象、發現異常立即報告 6.蒸氣吸入、拍背、協助護理人員抽痰 7.協助住民參與院內外復健治療（院外為週一至週五接送） 8.協助住民參與院內外休閒活動（如電視欣賞、購物、宗教活動、團康活動等） 9.協助住民補充水分和果汁 ＊非洗澡日： 1.協助住民翻身、拍背、更換尿布，檢視皮膚狀況	

時間	工作內容	備註
	2.協助住民下床 3.依營養師醫囑泡牛奶、鼻胃管牛奶管灌 4.測量生命徵象、發現異常立即報告 5.蒸氣吸入、拍背、協助護理人員抽痰 6.協助住民參與院內外復健治療（院外為週一至週五接送） 7.協助住民參與院內外休閒活動（如電視欣賞、購物、宗教活動、團康活動等） 8.依規定時間更換床單及中單 9.協助住民補充水分和果汁 10.協助鼻胃管住民上床休息、換尿布	
11：00～12：00	1.午餐時間，協助住民用餐及服藥 2.鼻胃管水分補充與服藥 3.協助住民翻身、拍背、更換尿布 4.協助住民口腔護理與盥洗 5.協助住民上床午睡	
12：00～14：00	1.午睡時間，巡視病房維護住民安全及問題處理 2.依營養師醫囑泡牛奶、鼻胃管牛奶管灌 3.整理環境及收拾垃圾，大廳地板拖地 4.工作人員用餐及午間休息時間	

時間	工作內容	備註
14：00～16：00	1.協助住民翻身、拍背、更換尿布、下床 2.蒸氣吸入、拍背、協助護理人員抽痰 3.協助住民補充水分和果汁、鼻胃管水分補充 4.協助鼻胃管住民服藥 5.協助住民參與院內外復健治療（院外為週一至週五接送） 6.協助住民參與院內外休閒活動（如電視欣賞、電影欣賞、香功活動、團康活動等）	
16：00～17：30	1.依營養師醫囑泡牛奶、鼻胃管牛奶管灌 2.協助住民補充水分、果汁或水果 3.執行房務整理與環境清潔 4.執行儀器清潔保養	
17：30～18：30	1.晚餐時間，協助住民用餐及服藥 2.協助住民翻身、拍背、更換尿布 3.協助住民刷牙、洗臉 4.協助住民上床休息或至大廳看電視 5.整理環境及收拾垃圾，大廳地板拖地	

時間	工作內容	備註
18：30～19：00	工作人員用餐	
19：00～20：00	1.協助住民翻身、拍背、會陰沖洗與更換尿布 2.蒸氣吸入、拍背、協助護理人員抽痰 3.鼻胃管水分補充及服藥 4.收拾單位垃圾並帶至子母車丟棄 5.收拾樓層回收類垃圾分類至回收點 6.將髒汙的衣物送至地下室汙衣桶 6.整理工作車檢視工作記錄是否完整 7.交班	

晚班照顧服務員工作流程

98.06制定

時間	工作內容	備註
20：00～20：15	單位巡視及交班	
20：15～22：00	1.協助住民翻身、拍背、更換尿布、檢視皮膚狀況 2.測量生命徵象、發現異常立即報告 3.依營養師醫囑泡牛奶、鼻胃管牛奶管灌 4.協助護理人員抽痰	

時間	工作內容	備註
	5.協助住民補充水分和晚點（牛奶、麥片、麵包及餅乾等）	
22：00～24：00	1.蒸氣吸入、拍背、協助護理人員抽痰 2.協助住民翻身、拍背、更換尿布 3.鼻胃管水分補充與服藥 4.追蹤異常生命徵象 5.依規定執行環境整理與事務性工作 6.工作人員用餐	
24：00～2：00	1.協助住民翻身、拍背、更換尿布 2.鼻胃管住民果汁灌食 3.每小時巡視病房，維護住民安全及問題處理	
2：00～4：30	1.蒸氣吸入、拍背、協助護理人員抽痰 2.協助住民翻身、拍背、更換尿布 3.鼻胃管水分補充	
4：30～6：30	1.協助住民翻身、拍背、會陰沖洗與更換尿布 2.依營養師醫囑泡牛奶、鼻胃管牛奶管灌 3.鼻胃管住民執行晨間護理	

時間	工作內容	備註
6：30～8：00	1.早餐時間，協助住民下床吃早餐 2.執行晨間護理 3.依住民意願協助上床休息或於休憩空間稍作休息 4.整理環境及收拾垃圾，大廳地板拖地	

五、廚工職責

(一) 依據營養師所開的配方調配營養品。

(二) 依據營養師所開菜單執行業務工作。

(三) 配合機構作業每週一次快樂餐

(四) 參加膳食委員會，依其會議內容與營養師討論食物調配及菜單的設計。

(五) 維持廚房環境整潔，安全的環境、不油膩。

(六) 備餐前後一定要洗手。

(七) 遵守廚房的規範製備餐點

(八) 接受上級對於廚房供膳檢查表內缺失的指正，確實改進。

(九) 協助注意廚餘的量有無突然的增加。

(十) 依規定接受健康及傳染病檢查。

六、醫師職責

(一) 評估住民入住適合性。

(二) 已收案住民於48小時內完成診療。

(三) 每月完成住民身體評估巡診。

(四) 評估住民之轉介／銷案。

(五) 指導機構提供預防性醫療服務（如預防出現感染、營養不良等健康問題）。

(六) 提供機構內工作人員與家屬相關之醫療保健諮詢或參與座談會。

(七) 每月參與個案討論會。

七、社工職責

(一) 秉承機構主管或負責人之督導執行職責。

(二) 應與新入住之住民或家屬簽立契約，說明契約內容與權利義務，且每2年與家屬重新簽約，以保障家屬與住民之權益。

(三) 參與個案照護研討，擬定個案整體性的照護計畫執行及記錄。

(四) 參與專業訓練，接受院內外在職教育，提升工作知能及自我成長。

(五) 定期訪視住民並書寫個案記錄。

(六) 對於適應不良之住民提供適應輔導與支持措施。

(七) 辦理各類文康活動，內容多元，包含個別、團體、社區、宗教性質活動，並有活動記錄。

(八) 連結與運用社區資源，開發與引進社區團體進入機構辦理活動，並辦理社區外展服務，協助機構與社區建立良好互動關係。

(九) 辦理家屬教育與座談會活動，並適時與家屬聯繫，針對家屬需求提供支持服務並留有記錄。

(十) 對於住民與家屬的申訴，社工人員有職責呈報主管或相關部門人員，並有申訴處理過程與追蹤之記錄。

(十一) 提供住民或家屬社會福利資訊，並辦理社會福利補助之核銷作業。

(十二) 民眾詢價簡介。

(十三) 其他臨時交辦事項。

八、營養師職責

(一) 秉承負責人督導執行其職責。

(二) 參與住民的照護研討，擬定住民整體的照護計畫執行與記錄。

(三) 制定營養師評估及膳食供應作業標準。

(四) 制定飲食手冊。

(五) 參與機構業務發展計畫之推展與執行。

(六) 參與專業團體，接受院內外在職教育，提升專業角色及自我成長。

(七) 緊急或特殊事件之處理。

(八) 統計分析相關資料。

(九) 其他臨時交辦事項。

九、特約復健治療師職責

(一) 秉承負責人督導執行其職責。

(二) 評估住民之職能治療需求，提供以住民為中心的職能治療計畫與服務。

(三) 記錄職能治療計畫與成果。

(四) 設計及執行住民之復健治療。

(五) 參與個案討論會。

(六) 接受諮詢與照會服務。

(七) 參與個案轉介／銷案之照護服務。

十、工務職責

(一) 院內水電修繕及水電安全維護。

(二) 飲水機濾心清洗與定期更換濾心

(三) 院內儀器設備維護修繕

(四) 輪椅輪胎定期打氣、煞車及腳踏板功能維護（每月初一次）。

(五) 病床功能維護（輪子上油、床欄、搖桿維護）。

(六) 抽痰機、治療車、洗澡椅、牛奶車、站立血壓計、餐車輪子及電風扇定期維護上油。

(七) 冷氣機定期維護（用電期間每月中旬清洗濾網）及季節前後清洗維護。

(八) 紗窗正常功能維護。

(九) 自來水塔半年清洗一次。

(十) 配合機構護理業務，接送老人就診、領取藥物、辦理出院或其他相關事宜。

(十一) 負責補充臺之中的醫院耗材及住民衣物。

(十二) 一樓前後花草、水池清洗整修、澆水。

(十三) 消防設備物品維護、自動照明燈每三個月放電一次。

(十四) 員工宿舍水電維護。

(十五) 公務車定期維護。

十一、會計職責

(一) 收入、支出、轉帳傳票之審查。

(二) 資金管理：籌措、運用與往來銀行的交涉。

(三) 整理出納匯款後的對帳單與銀行往來明細是否符合，並製成傳票。

(四) 各項會計報告之編報及收支憑證之送審。

(五) 根據支出憑證及傳票辦理付款簽發支票。

(六) 各項會計帳簿、會計報告、會計憑證之保管

(七) 現金及各種支票簿、送款簿、存摺、存單之保管。

(八) 月損益表之編製。

(九) 年度結算之編報，國稅局函查表編報。

(十) 查帳的應對處理：會同查帳。

(十一) 員工發放薪俸。

(十二) 員工勞健保：新進員工加保、離職員工退保、員工勞保各項補助金申請（例如生育補助、傷病補助等）。

(十三) 徵才與人力資源尋找。

(十四) 住民各項照護費結算、印製、收費及開立收據。

(十五) 負責督促住民費用催繳。

(十六) 住民詢價簡介。

(十七) 飲水機採水（月）、發電機保養或修繕（月）、消防檢測（月）、水塔清洗、環境。

(十八) 消毒、委外環境消毒、花園維護及消毒。

(十八) 各項合約管理。

(十九) 物品維修聯繫（廠商）。

(二十) 負責各項維修或平時保養之前後照相存檔並製作資料。

(二十一) 廢棄物冰箱每月月初檢查溫度事宜（5℃）。

(二十二) 新進外籍人員到職時，驗收仲介繳交資料是否完整。

(二十三) 員工及各部門的人事協調、糾紛處理。

(二十四) 評鑑相關作業協助。

(二十五) 辦理主管臨時交辦事項。

十二、出納職責

(一) 掌理款項收入及支出。

(二) 核算每日收入列登帳冊。

(三) 編製現金日報表。

(四) 每日收入款項按時解繳銀行。

(五) 填製各種有關出納之收款收據及登記出納帳簿。

(六) 收取住民費用及編表入帳。

(七) 履行支付責任及付款憑單之編製：房租、瓦斯、電話費、水電費等。

(八) 銀行轉帳及存款、領款。

(九) 代扣繳員工各項保費（公、勞保、健保費）、薪資所得稅款，並列帳及編製所得稅扣繳憑單。

(十) 繳納各類款項、零用金、作傳票。

(十一) 各項保險費之報繳與編製。

(十二) 製作傳票及零用金月結算（日記帳每月月初五日前完成報表）。

(十三) 每月月初三日前完成管罐奶粉統計報表。

(十四) 每月整理員工的出勤卡。

(十五) 協助各項廠商保養單之歸檔。

(十六) 預付及代收、代辦款項之整理。

(十七) 每月10、20日催繳住民家屬月費及記錄。

(十八) 代購住民用物或食物。

(十九) 每月五日前喘息服務費用申請與核銷。

(二十) 公文收文、建檔、歸檔（三天內），整理公文成冊。

(二十一) 每月初統計住民家屬探視記錄，並負責家屬領取探視禮券。

(二十二) 倉庫各類耗材、物品發放及進出管理。

(二十三) 每月月底盤點庫存量，並於次月十日前完成製表。

(二十四) 編製各項耗材進出貨報表及庫存報表，各樓耗材請領統計表。

(二十五) 廚房水果、日常生活用品、文具、各類耗材採購與定期訪價。

(二十六) 氧氣製造機承租使用記錄。

(二十七) 住民詢價簡介。

(二十八) 每日負責播放（關閉）、音樂。

(二十九) 健保卡管理、補卡（含住院補卡）及追蹤事宜。

(三十) 廚房管理：每週一次廚房自主衛生管理查核、食品衛生、冰箱食物留存量、食物保存量、溫度記錄、環境清潔記錄、製作快樂餐海報。

(三十一) 統計廚房進出貨量及負責每天檢查廚房進貨價格。

(三十二) 進貨建檔及了解市場行情比價。

(三十三) 外賓接待及通知相關人員，備茶水。

(三十四) 住民各項活動相關作業協助。

(三十五) 執行主管交辦事宜。

三班護理人員工作常規

※白班護理人員工作常規

上班時間：8：00～5：30

8：00～4：30（中午值班）

一、交接班

(一) 大夜班護理人員與白班護理人員將住民情況及注意事項交班清楚，與照顧服務員交班以前先閱讀護理日誌，與早晚班照服員一對一床邊交班。

(二) 白班護理人員於接班後，應先評估自己所負責之住民。

(三) 下班前白班護理人員會將白班所發生之工作事項交班給小夜班護理人員，特殊事項需向護理長報告。

二、晨間護理

(一) 觀察住民生命徵象，藥櫃藥物檢查是否出現異常狀況；各留置導管及引流管是否通暢、功能是否正常等。

(二) 檢查住民身體清潔狀況，確認照服員工作之確實性，包括：口腔護理、尿管護理或會陰沖洗等。照服員是否依規定每天洗頭洗澡，每週更換床單。

(三) 傷口護理，包括每日換藥及評估，各導管之傷口評估，異常狀況立即安排就診。

(四) 依機構規定之各種管路更換標準，進行各種導管更換及管路自拔通報。

三、評估住民護理問題及需要

了解住民呼吸、循環、進食、排泄之情形、活動的能力，對住民與家屬內心的疑問與困擾，給予協助解決。

四、評估及指導照顧服務員各項照顧技能的正確性，照顧品質合乎要求。

五、依巡診醫師醫囑執行治療工作

(一) 監視住民生命徵象並評估住民需要

(二) 給藥：按時分發住民之口服藥，執行胰島素注射。

(三) 評估氣切的住民執行蒸氣吸入的次數、姿位引流的時機、氧氣設備移除的評估。

(四) 依巡診醫師醫囑執行當班應該進行之治療。

六、評估更換或移除各項管路

評估住民身上各種管路（如NG、Foley、Tr.等）是否有移除之可能性，若住民功能或感染狀況改善，應給予適當訓練後移除管路，並評估移除管路後的適應狀況，若管路無移除可能者，依院內感控規定日數，到期者如期更換，如有特殊理由不便更換，須於護理記錄註明，使用自費耗材於單位記錄表計價收費。

七、陪伴就醫

(一) 病況有變化或事先約診之住民陪同就醫，可事前預約機構公務車或計程車，緊急情況可電話聯絡合約救護車，或由醫院派遣救護車接送住民。

(二) 陪伴就醫返回機構須登錄陪伴就醫記錄，並向家屬回報就醫結果。

八、記錄及報告

(一) 記錄住民情況、護理情形，及所給予藥物是否出現不良反應，並隨時將病情變化及處理，記錄於護理記錄上；無特殊變化之住民護理記錄，每週至少記錄一次。

(二) 統計住民白班之輸入量及輸出量。

(三) 確實登記當班所使用之各種耗材及自費用品。

(四) 每一班需完成家屬聯絡記錄、感控登錄單、褥瘡及約束登錄單、護理業務統計表等表單。

(五) 遇特殊狀況須向護理長或院長報告。

※小夜班護理人員工作常規

上班時間：16：00～24：00

一、交接班

(一) 白班護理人員與小夜班護理人員依護理日誌將住民情況及注意事項交班清楚。

(二) 小夜班護理人員於接班後，應先評估自己所負責之住民。

(三) 下班前小夜班護理人員會將小夜班所發生之狀況交班給大夜班護理人員，特殊事項需向護理長電話報告。

二、評估住民護理問題及需要

了解住民呼吸、循環、進食、排泄之情形、活動的能力，對住民與家屬內心的疑問與困擾給予協助解決。

三、依巡診醫師醫囑執行治療工作

(一) 監視住民生命徵象並評估住民需要。

(二) 給藥：按時分發住民之口服藥，執行胰島素注射。

(三) 評估氣切的住民執行蒸氣吸入的次數、姿位引流的時機、氧氣設備移除的評估。

(四) 依巡診醫師醫囑執行當班應該進行之治療。

四、迎接新住民

準備用物，迎接有晚間入住需求之住民入住。

五、維護各項管路

住民身上各種管路（如NG、Foley、Tr.等），若發生滑脫、阻塞、自拔等情形需重新裝置及通報，並於護理記錄註明，使用自費耗材於單位記錄表計價收費。

六、陪伴就醫

(一) 病況有變化可電話聯絡合約救護車送醫，或由醫院派遣救護車來接送住民。

(二) 陪伴就醫返回機構須登錄陪伴就醫記錄，並向家屬報告就醫結果。

七、記錄及報告

(一) 記錄住民情況、護理情形，及所給予藥物是否出現不良反應，並隨時將病情變化及處理，記錄於護理記錄上；8pm～8am以紅筆記錄，無特殊變化之住民護理記錄每週至少記錄一次。

(二) 統計住民小夜班之輸入量及輸出量。

(三) 確實登記當班所使用之各種耗材及自費用品。

(四) 每一班需完成家屬聯絡記錄、感控登錄單、褥瘡及約束登錄單、護理業務統計表等表單。

(五) 病安通報系統登錄及上傳。

(六) 庫房耗材點班及補充。

(七) 醫囑與檢驗報告單黏貼。

(八) 補充病歷表格單張與整理常備藥物。

(九) 負責樓層之換藥車消毒與物品補充。

(十) 遇特殊狀況須電話向護理長或院長報告。

※大夜班護理人員工作常規

上班時間：24：00～8：00

一、交接班

(一) 小夜班護理人員與大夜班護理人員依護理日誌將住民情況及注意事項交班清楚。

(二) 大夜班護理人員於接班後，應先評估自己所負責之住民。

(三) 下班前大夜班護理人員會將大夜班所發生之狀況交班給白班護理人員，特殊事項需向護理長報告。

二、評估住民護理問題及需要

(一) 了解住民呼吸、循環、進食、排泄之情形、活動的能力，對住民與家屬內心的疑問與困擾給予協助解決。

(二) 維護住民病房的安全、寧靜及病室的整潔。

三、依巡診醫師醫囑執行治療工作

(一) 監視住民生命徵象並評估住民需要。

(二) 給藥：按時分發住民之口服藥，執行胰島素注射。

(三) 評估氣切的住民執行蒸氣吸入的次數、姿位引流的時機、氧氣設備移除的評估。

(四) 依巡診醫師醫囑執行當班應該進行之治療。

四、維護各項管路

住民身上各種管路（如NG、Foley、Tr.等）若發生滑脫、阻塞、自拔等情形，需重新裝置及通報，並於護理記錄註明，使用自費耗材於單位記錄表計價收費。

五、陪伴就醫

(一) 病況有變化可電話聯絡合約救護車送醫，或醫院派遣救護車來接送住民。

(二) 陪伴就醫返回機構須登錄陪伴就醫記錄，並向家屬報告就醫結果。

六、記錄及報告

(一) 記錄住民情況、護理情形，及所給予藥物是否出現不良反應，並隨時將病情變化及處理記錄於護理記錄上；8pm～8am以紅筆記錄，無特殊變化之住民護理記錄，每週至少記錄一次。

(二) 統計住民大夜班之輸入量及輸出量。

(三) 確實登記當班所使用之各種耗材及自費用品。

(四) 每一班需完成家屬聯絡記錄、感控登錄單、褥瘡及約束登錄單、護理業務統計表等表單。

(五) 藥事服務評估單與諮詢記錄單掃描、整理及傳送。

(六) 遇特殊狀況須打電話向護理長或院長報告。

相關資源

各地失智症協會、基金會及中心

臺北市政府失智症服務網 http://dementia.health.gov.tw/App_Prog/3-2.aspx

一般長者與失智症的照護指引 http://dementia.health.gov.tw/App_Prog/SiteMap.aspx

財團法人立心慈善基金會 http://www.lishin.org.tw/home

社團法人台灣失智症協會 http://www.tada2002.org.tw

財團法人天主教失智老人社會福利基金會 http://www.cfad.org.tw

財團法人天主教康泰醫療教育基金會 http://www.kungtai.org.tw

社團法人中華民國失智者照顧協會 http://www.cdca.org.tw

財團法人長庚紀念醫院失智症中心 https://www.cgmh.org.tw/dept/53Q00.htm

社團法人桃園市失智症關懷協會 http://www.tydca.org.tw/info.html

社團法人臺南市熱蘭遮失智症協會 http://www.zda.org.tw/ap/index.aspx/a>

社團法人高雄市失智症協會 http://kda.org.tw

社團法人高雄市聰動成長協會 http://www.smartaction.org.tw/

社團法人屏東縣失智症服務協會 http://www.ptda.org.tw/

專業學協會

醫學類別

台灣老年學暨老年醫學會 http://www.tagg.org.tw/

台灣老年精神醫學會 http://www.tsgp.org.tw/

台灣神經學學會 http://www.neuro.org.tw

台灣臨床失智症學會 http://www.tds.org.tw/ap/index.aspx

台灣精神醫學會 http://www.sop.org.tw

台灣腦中風學會 http://www.stroke.org.tw/

心理類別

台灣心理學會 http://www.psy.ntu.edu.tw

臺灣憂鬱症防治協會 http://www.depression.org.tw

護理類別

台灣長期照護專業協會 http://www.ltcpa.org.tw

台灣護理學會 http://www.twna.org.tw

社工相關類別

中華民國醫務社會工作協會 http://www.mswa.org.tw

臺灣社會工作專業人員協會 http://www.tasw.org.tw

其他專業類別

中華民國精神衛生護理學會 http://www.psynurse.org.tw

社團法人中華民國物理治療師公會全國聯合會 http://www.ptaroc.org.tw/

臺灣職能治療學會 http://www.ot-roc.org.tw

政府機構

臺北市政府社會局 http://www.bosa.tcg.gov.tw/i/i0100.asp？l1_code=04

臺北市政府警察局 http://www.tcpd.taipei.gov.tw/

臺北市政府民政局 http://www.ca.taipei.gov.tw/

臺北市政府消防局 http://www.tfd.gov.tw/home.php？id=2

臺北市政府教育局 http://www.doe.taipei.gov.tw/

教育部教育局（終身教育科）http://www.doe.gov.taipei/np.asp？ctNode=33502&mp=104001

衛生福利部 http://www.mohw.gov.tw/CHT/Ministry/

衛生福利部國民健康署 http://www.hpa.gov.tw/BHPNet/Web/Index/Index.aspx

衛生福利部中央健康保險署 http://www.nhi.gov.tw/

內政部社會司 http://www.moi.gov.tw/dsa/

內政部中部辦公室 http://www.moi.gov.tw/moffice/societyduty.asp

內政部社會司老人福利服務科 http://sowf.moi.gov.tw/04/new04.asp

內政部社會司身心障礙福利科 http://sowf.moi.gov.tw/05/new05.htm

其他類別

中華民國老人福利推動聯盟 http://www.oldpeople.org.tw/

中華民國家庭照顧者關懷總會 http://www.familycare.org.twhttp://www.familycare.org.tw

社團法人中華民國身心障礙聯盟（身心障礙者服務資訊網）http://disable1.yam.org.tw/index.htm

全國法規資料庫 http://law.moj.gov.tw/

藝術治療資源

台灣藝術治療學會 http://www.arttherapy.org.tw/arttherapy/tw/

中華藝術治療學會 https://www.catahk.org/

香港藝術治師療學會 https://hkaat.com/home

表達藝術治療協會 www.eatahk.org/

美國藝術治療學會 https://arttherapy.org/

澳洲及紐西蘭藝術治療學會 https://www.anzacata.org

New and Alive Art Service Limited | 新活藝術服務 http://www.sklf.org.tw/LegacyArt/index.aspx

國家圖書館出版品預行編目資料

高齡者團體藝術治療：失智症的介入與預防活動手冊／林端容著. -- 三版. -- 臺北市：五南圖書出版股份有限公司, 2024.09
面； 公分
ISBN 978-626-393-547-1（平裝）

1.CST: 老年失智症 2.CST: 藝術治療

415.9341 113010150

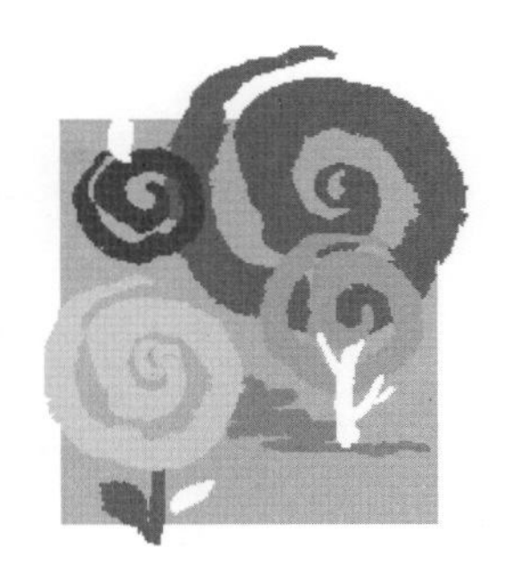

1B0G

高齡者團體藝術治療：失智症的介入與預防活動手冊

作　　者— 林端容（135.1）
企劃主編— 王俐文
責任編輯— 金明芬
封面設計— 姚孝慈
出 版 者— 五南圖書出版股份有限公司
發 行 人— 楊榮川
總 經 理— 楊士清
總 編 輯— 楊秀麗
地　　址：106台北市大安區和平東路二段339號4樓
電　　話：(02)2705-5066　　傳　　真：(02)2706-6100
網　　址：https://www.wunan.com.tw
電子郵件：wunan@wunan.com.tw
劃撥帳號：01068953
戶　　名：五南圖書出版股份有限公司

法律顧問　林勝安律師

出版日期　2018年 2 月初版一刷
　　　　　2021年12月二版一刷
　　　　　2024年 9 月三版一刷

定　　價　新臺幣420元

經典永恆·名著常在

五十週年的獻禮——經典名著文庫

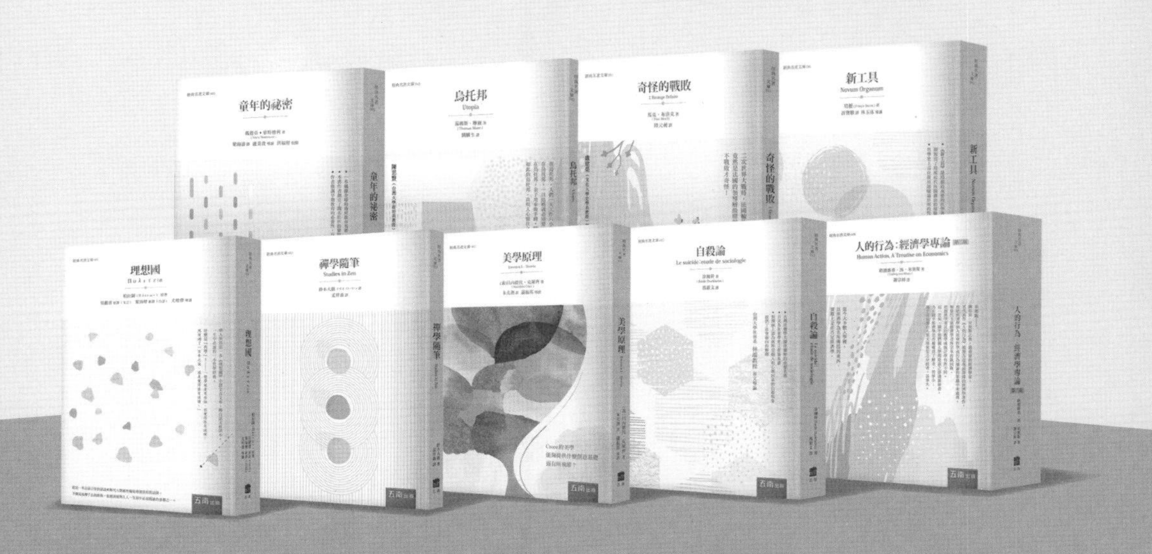

五南，五十年了，半個世紀，人生旅程的一大半，走過來了。
思索著，邁向百年的未來歷程，能為知識界、文化學術界作些什麼？
在速食文化的生態下，有什麼值得讓人雋永品味的？

歷代經典·當今名著，經過時間的洗禮，千錘百鍊，流傳至今，光芒耀人；
不僅使我們能領悟前人的智慧，同時也增深加廣我們思考的深度與視野。
我們決心投入巨資，有計畫的系統梳選，成立「經典名著文庫」，
希望收入古今中外思想性的、充滿睿智與獨見的經典、名著。
這是一項理想性的、永續性的巨大出版工程。
不在意讀者的眾寡，只考慮它的學術價值，力求完整展現先哲思想的軌跡；
為知識界開啟一片智慧之窗，營造一座百花綻放的世界文明公園，
任君遨遊、取菁吸蜜、嘉惠學子！